A Ciência da Cura

Os segredos da filosofia do Kurotel para ajudar você a viver melhor

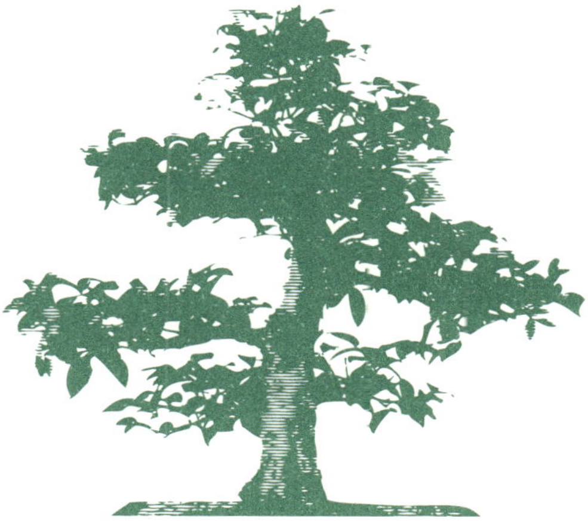

Dr. Luís Carlos Silveira

A Ciência da Cura

Os segredos da filosofia do Kurotel para ajudar você a viver melhor

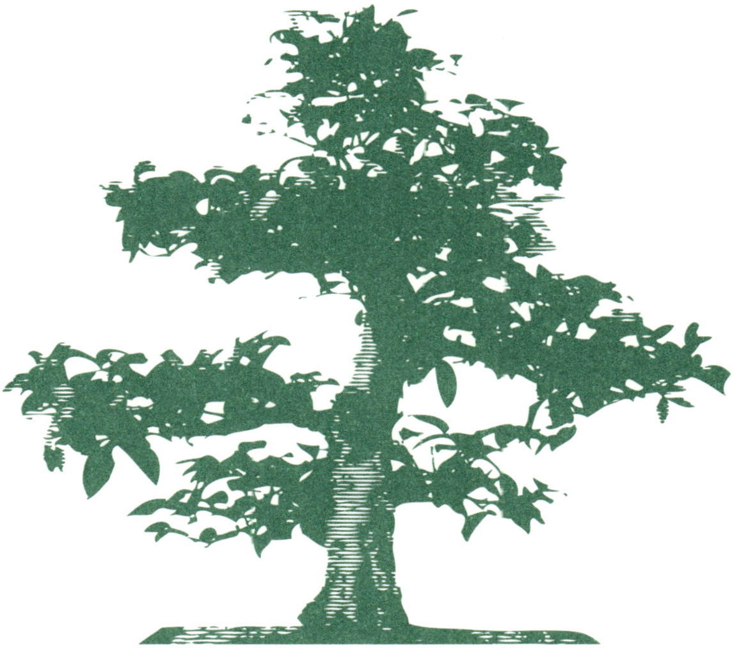

KUROTEL CENTRO MÉDICO DE LONGEVIDADE E SPA:
mais de 30 anos de inovação em saúde e prevenção

Gente editora

Diretora
Rosely Boschini

Gerente Editorial
Marília Chaves

Editoras
Carla Bitelli
Carolina Pereira da Rocha

Editora de Produção Editorial
Rosângela de Araujo Pinheiro Barbosa

Controle de Produção
Karina Groschitz

Preparação
Luciana Baraldi

Projeto gráfico e diagramação
Sergio Rossi

Revisão
Vero Verbo Serviços Editoriais

Capa
Sergio Rossi

Fotos de Miolo
Acervo pessoal

Impressão
Assahí Gráfica

Rua Pedro Soares de Almeida, 114, São Paulo, SP – CEP 05029-030

Telefone: (11) 3670-2500

Site: http://www.editoragente.com.br

E-mail: gente@editoragente.com.br

Dados Internacionais de Catalogação na Publicação (CIP)
(Câmara Brasileira do Livro, SP, Brasil)

Silveira, Luís Carlos

A ciência da cura: os segredos da filosofia do Kurotel para ajudar você a viver melhor / Luís Carlos Silveira. - São Paulo: Editora Gente, 2015.

ISBN 978-85-452-0022-2

1. Doenças - Prevenção 2. Medicina preventiva 3. Saúde - Promoção 4. Kurotel - Centro Médico de Longevidade e Spa 5. Kurotel - Centro Médico de Longevidade e Spa - história I. Título.

14-10285 CDD-613

Índices para catálogo sistemático:

1. Doenças: Prevenção: Promoção da saúde: Ciências Médicas 613
2. Saúde: Promoção: Ciências médicas 613

Dedicatória

Aos meus saudosos pais pelo DNA que me transmitiram na missão de ajudar as pessoas por meio da ciência médica e o apego à ética, à seriedade e à honestidade no exercício da profissão.

À minha mulher, Neusa, que sonhou comigo um projeto de vida. Dedicada parceira, inspiradora nas infindáveis horas gastas na concepção de nosso centro. Com muita segurança, soube timonear nosso barco quando os ventos não eram favoráveis, corrigindo a rota e ajudando a transformar essa "viagem" na materialização do Kurotel.

Às minhas queridas filhas, Evelise, Rochele, Bárbara e Mariela, pela sorte de tê-las e, se isso não bastasse, motivadas pelo nosso entusiasmo, por podermos trabalhar juntos e partilhar as mesmas alegrias.

Expresso minha gratidão especial à colega Dra. Mariela, filha, sucessora e companheira de todas as horas, a quem eu devo o incentivo e os conhecimentos oferecidos para que este livro pudesse chegar até o leitor.

À minha equipe transdisciplinar pelas infindáveis reuniões de brainstorming e a todos os outros colaboradores que respiram a cultura Kur.

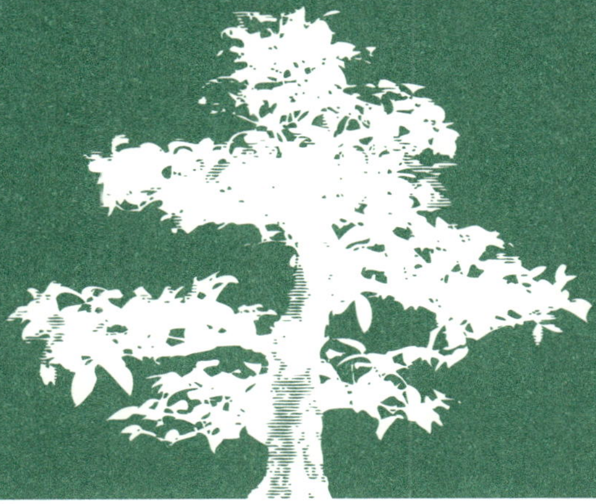

Sumário

15 – **Prefácio**

21 – **Introdução: O Projeto Kur**

27 – **Capítulo 1: Uma Medicina para cuidar da saúde**

30 – O paciente precisa falar e o médico deve saber ouvir

31 – O médico de família

32 – O médico não é mecânico nem o paciente, uma máquina

39 – **Capítulo 2: Um novo espaço para cuidar da saúde**

42 – A gestão do negócio

43 – Beleza também vai à mesa

46 – A alimentação segundo a filosofia Kur

48 – Sem fórmulas mágicas

51 – Medicina Integrativa

55 – **Capítulo 3: Estresse e *burnout*: conheça alternativas além do uísque e do calmante**

57 – Acúmulo de descuidos e falta de atenção com o corpo e a vida

58 – Padrões de emoção, pensamento e conduta

60 – Hormônios, neurotransmissores: os vícios do corpo

63 – "Se eu puder, quero morrer como meu pai, que morreu dormindo"

65 – Orientações práticas

71 – **Capítulo 4: Como acabar com o vaivém de peso**

73 – O espelho e a balança: ilusões estéticas

75 – Avaliação "de peso"

77 – Reduzindo o peso muitas coisas também melhoram

78 – Orientações práticas

89 – **Capítulo 5: Dor: o caminhante invisível**

93 – O calor como diagnóstico

96 – Indo além do rótulo da dor

98 – A parte não responde pelo todo — é preciso olhar o todo

100 – Os banhos da cura — o método Kneipp

104 – Fitoterápicos: remédios naturais produzidos com rigor

106 – Orientações práticas

111 – **Capítulo 6: Parar de fumar: a decisão é sua, mas podemos ajudar**

112 – Por trás da fumaça havia uma Esmeralda

116 – Abrir espaços para outras fontes e formas de prazer

118 – Orientações práticas

125 – **Capítulo 7: Rebeldes e indomáveis: assim são as células do câncer**

128 – Não há meias-palavras para falar de câncer

130 – O estilo de vida é um divisor de águas na batalha contra o câncer

132 – Mandamento da saúde: não ignorar os sinais do organismo

136 – No comando da prevenção

139 – Orientações práticas

145 – **Capítulo 8: Fitness para o cérebro: preservar neurônios e aumentar o bem-estar**

149 – Estímulo mental e imaginação como realidades

151 – Arejar a mente é uma necessidade para a saúde

153 – Alimentação ainda faz a diferença

155 – Relaxamento mental, meditação e atenção plena

157 – Orientações práticas para a meditação – passo a passo

163 – **Capítulo 9: Longevidade: não basta viver mais, é preciso viver melhor**

166 – Sentido para a existência

171 – Movimento para viver mais

175 – O controle das variáveis ambientais

176 – Nutrição e longevidade

179 – A árvore da longevidade e a proposta do Kurotel para uma alimentação racional

180 – A pirâmide da longevidade

181 – Orientações práticas

187 – **Capítulo 10: Está em nossas mãos fazer a escolha em prol da saúde**

197 – **Apêndice: Receitas para ajudá-lo a viver melhor**

213 – **Lista de referências**

217 – **Caderno de fotos**

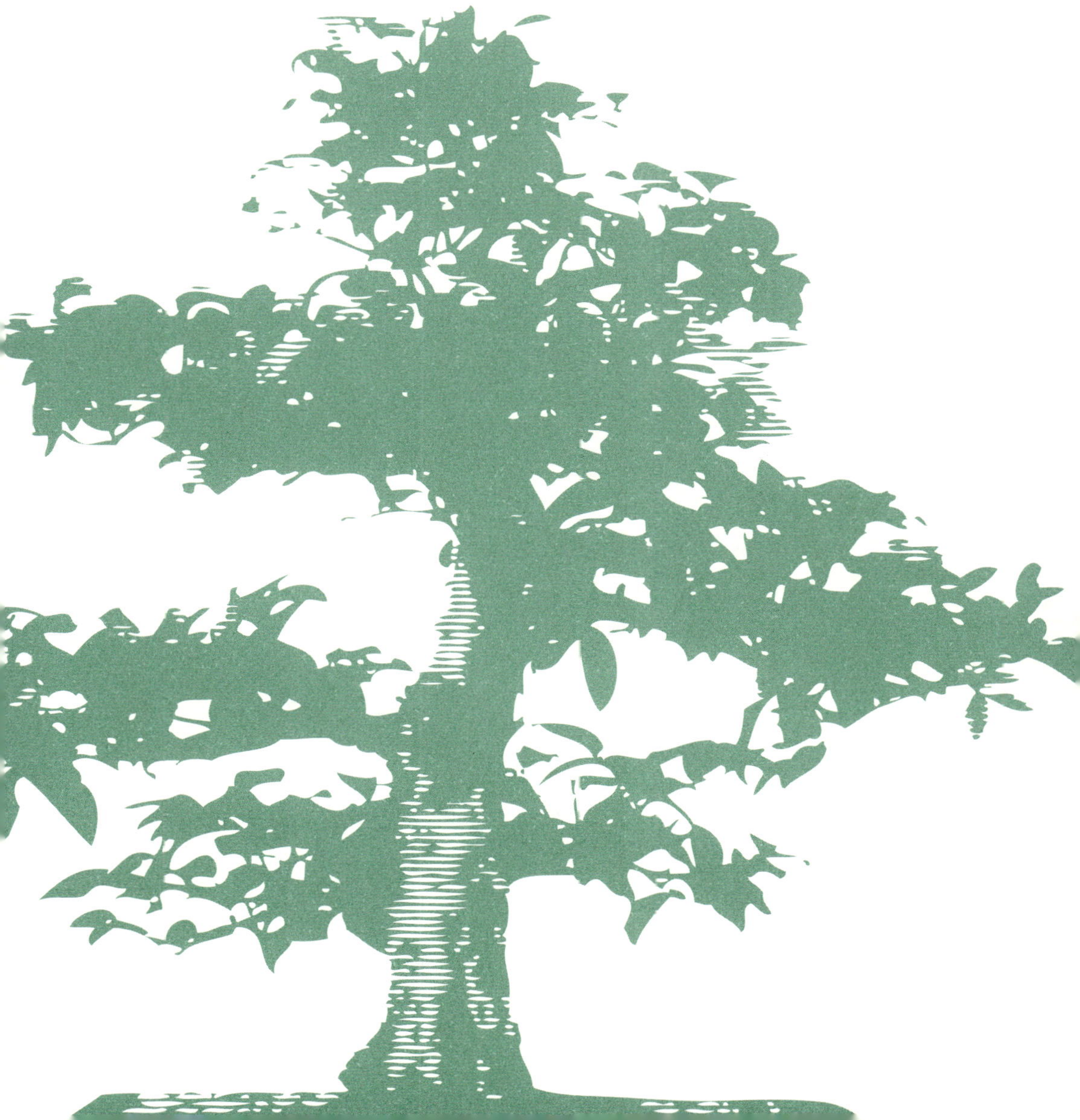

Prefácio

Este livro nasceu por incentivo de meus pacientes. Ao longo de décadas de trabalho, pude ver que as pessoas têm grande capacidade de melhorar sua saúde, ou até mesmo de curar suas doenças, quando se dedicam a ter um estilo de vida melhor. Eles me apoiaram, então, para que eu deixasse registrada minha maneira de entender a saúde, bem como para fazer isso por mais pessoas e, ao mesmo, tempo para que pudessem seguir se beneficiando. Confesso que também desejava fortemente disponibilizar o "aprendizado do Kur", indistintamente, para pacientes e não pacientes do nosso centro, mas sempre me dediquei às pessoas que atendo. Devo admitir que a materialização desta obra me tomou horas, mas tratei-as com tanto carinho e empenho como se fossem as mesmas horas de atendimento dentro do meu consultório, como se estivesse falando pessoalmente com cada leitor.

Este livro não tem o propósito de trazer soluções milagrosas, mas de trazer incentivo e estímulo para se andar na direção da saúde de maneira concreta, mas simples. Como mencionei acima, o livro usa a abordagem que utilizo com cada pessoa que busca meu atendimento, dentro do meu consultório.

Nós, médicos, somos orientados para a doença. Na nossa formação, a educação não é o principal enfoque. Somos surpreendidos pelas rápidas medidas que ocorrem na Medicina convencional em termos de medicamentos e nos regozijamos com isso. É fantástico, todavia, não é suficiente. Não podemos ficar inebriados com essas maravilhas.

Talvez se tivéssemos tido a oportunidade de conversar em "profundidade" com o nosso "médico interior", pudéssemos ajudar a evitar, retardar ou reduzir o risco de contrair doenças e, assim, teríamos uma vida longeva e com saúde.

Este trabalho não tem a pretensão de esgotar o assunto. Longe disso! Não adotei tom professoral nem desejo reprimir você, leitor, pelo que até agora fez com o seu corpo e com a sua mente.

Se a arte de tratar doenças é importante na vida do indivíduo, a prevenção é muito mais. A prevenção é tão antiga quanto a própria Medicina, entretanto não tem sido tão valorizada quanto deveria. Aqui, aproveito para esclarecer que quando menciono o título A *Ciência da Cura*, muitas vezes estou falando de curar de maneira que não haja absolutamente mais nenhum sinal, sintoma ou agente causador da doença, mas, em outros casos, refiro-me à cura do estilo de vida que, no meu ponto de vista, é a base para o bem-estar geral, independentemente da condição de saúde ou de doença do ser humano.

Assim, de maneira prática e objetiva, ao escrever este livro, procurei transmitir métodos para a promoção da saúde e da prevenção de doenças a fim de proporcionar um envelhecimento saudável.

Tentei orientar o leitor a se conscientizar da necessidade de estar atento aos aspectos preventivos, visando a uma vida com mais qualidade. E, acima de tudo, quero convidá-lo para uma mudança. Experimente e depois me conte o resultado. Este livro destina-se especialmente àqueles que acreditam na Medicina preventiva.

Agradeço à vida por ter me permitido publicar estes conselhos médicos. Vamos brindar à vida! Vamos brindar à saúde, nosso maior patrimônio!

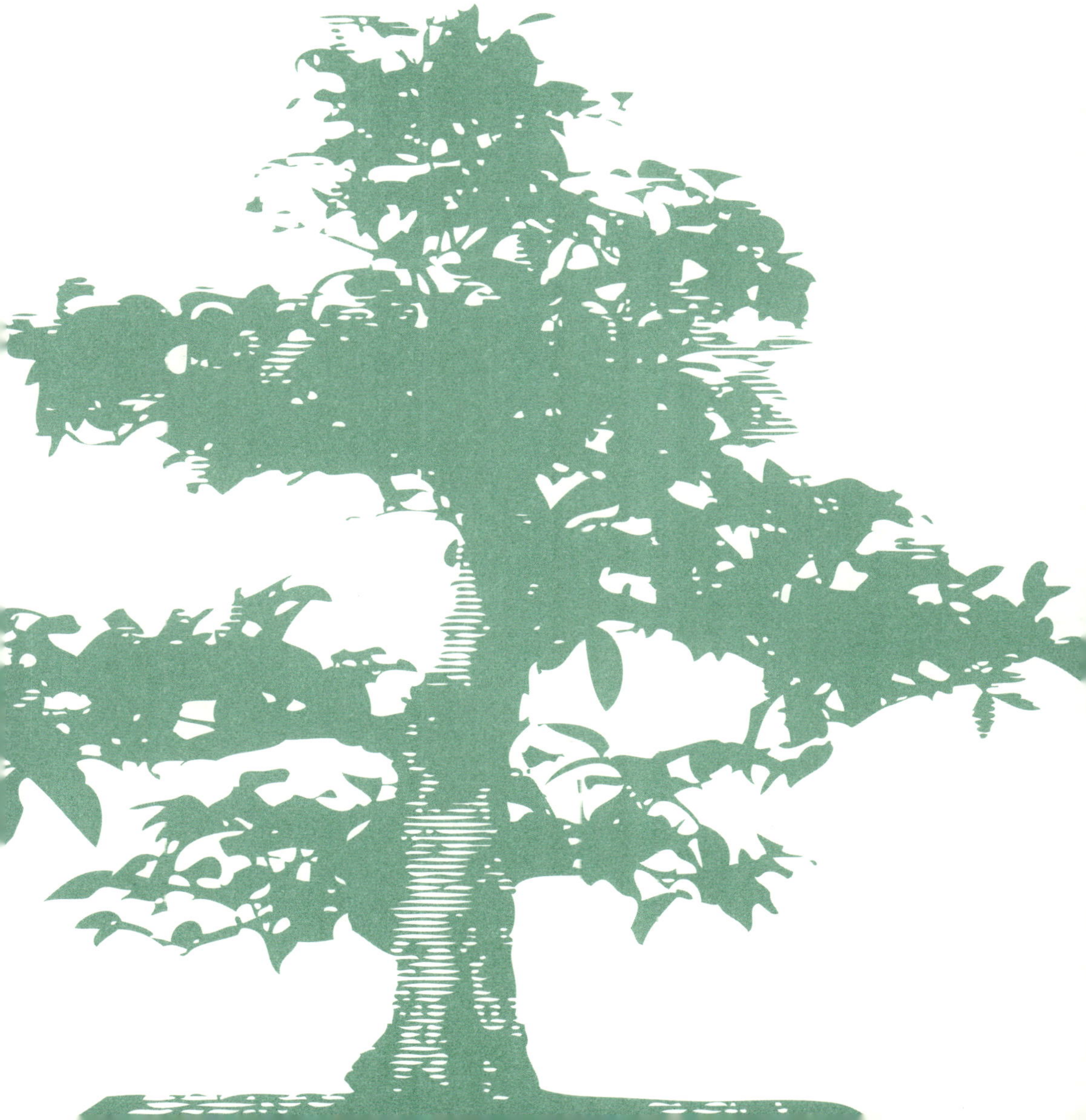

Introdução: O Projeto Kur

A ideia de escrever este livro tem muito a ver com a história de um sonho. E os sonhos, como você sabe, leitor, apesar de conter altas doses de idealismo, imaginação e crenças que nem sempre se comprovam, partem de algo profundo, um conhecimento secreto, que todo ser humano possui e muitas vezes despreza, o que chamamos de intuição. É um fenômeno que transcende a razão, quase sempre não tem fundamentos claros e certamente trará muitos riscos àqueles que o usarem como guia para realizar seus projetos.

A vida quase sempre nos leva a percorrer caminhos que, para alguns, só serão possíveis por meio da lógica ou de um planejamento muito rígido – e nisso não há nenhum defeito, pelo contrário. Para outros, porém, a lógica e o minucioso planejamento nem sempre são suficientes. É preciso algo mais, e é justamente aqui que a intuição aparece, seja como elemento de combustível para a composição do sonho ou ideal, seja precisamente para nos guiar pelos tantos caminhos que a vida oferece.

É claro que, quando se está muito perto do passo inicial da realização de um sonho, em que pese toda a determinação, a disposição e a crença de que tudo tende a dar certo, o fato é que nada se pode dizer a respeito da realidade e da certeza das decisões que serão tomadas. Então, para medir o êxito de um empreendimento, ou, como dizem os especialistas, o êxito de um sonho, é preciso se distanciar no tempo e comparar quanto daquele sonho se tornou realidade palpável, com eficácia e satisfação. Passadas mais de três décadas de fundação do Kurotel, posso dizer com precisão: o Método Kur – e tudo o que dele decorreu até aqui – não foi um golpe de sorte e muito menos obra do acaso, mas uma realização que é fruto de muito trabalho, foco, intuição, estudo e de uma crença enorme na ideia de usar a Medicina em favor da saúde – e não apenas em prol da doença.

A Medicina preditiva, que é como chamamos a Medicina que se volta para a saúde e se antecipa às doenças, é uma realidade inconteste. Há trinta anos, o conceito e, sobretudo, a prática de uma Medicina preventiva não passava de um sonho. Muitos não acreditavam, viam isso como algo romântico, muito distante da realidade. Hoje, ao contrário, muitos dos meus colegas não só aceitam as práticas da Medicina preventiva como também as têm como premissas em seus trabalhos. É um reconhecimento, sem dúvida incomum, da classe médica.

Neste livro, quero mostrar um pouco dessa realização: como nasceu o Kurotel, nosso método, nossa filosofia, nossas práticas. A ideia, no entanto, não é fazer um livro com efemérides ou fatos marcantes em nossa história, mas falar dela com o propósito de mostrar a você, leitor, que, assim como me foi possível realizar esse sonho, o de criar um espaço como o Kurotel e propiciar bem-estar, prevenção e a prática de atividades saudáveis aos meus pacientes, também será possível a você viver melhor, com mais saúde e mais qualidade. Não é uma tarefa fácil, como você verá, mas simples, mais do que possível e desejável. Afinal, do que adianta viver sem saúde?

Ao longo do livro, e à medida que conto sobre nossos desafios, você perceberá que a maior dificuldade para alterar o estilo de vida de uma pessoa não está na mudança de seus hábitos e comportamentos. O que conta e faz a diferença é a mudança de suas ideias, de sua mentalidade, a mudança de suas crenças. É mais do que desejar, é mais do que querer. Portanto, só há um jeito de mudar a mentalidade de uma pessoa, e isso é algo que passa pelo conhecimento, pela compreensão de como o corpo funciona, de como nossas vontades se alimentam, e, claro, de um mínimo de disposição para a mudança. Não é tudo, mas é o necessário para um bom começo. Com isso, quero dizer que a chave da mudança está, essencialmente, em você mesmo. O que o Kurotel oferece, resumindo aqui tudo o que fazemos, são informações sobre sua saúde, conhecimento sobre o que significa viver bem e com equilíbrio, orientação segura e a oportunidade de ajudá-lo a mudar seus hábitos, a construir um caminho mais saudável para a sua vida e preveni-lo de eventuais doenças.

A proposta deste livro, em resumo, é esta: mostrar que o melhor remédio para uma vida saudável e prazerosa é a prevenção. Não é só uma frase de efeito, mas uma prática fundamentada em estudos, conhecimento e experiência, algo que venho compartilhando com os mais de 20 mil pacientes que já passaram pelo Kurotel ao longo destes anos, e que, agora, com a mesma paixão com que criei o Kurotel, quero dividir com você, caro leitor.

Objetivamos proporcionar ao homem moderno a oportunidade de um repouso com sua família, ao mesmo tempo submetê-lo a um exame completo e minucioso para assim realizar um tratamento diverso em nossa clínica, para, quando de sua saída, possa estar restabelecido de seus males psíquicos e físicos.

A finalidade geral do tratamento é tornar o homem vital, alegre, forte e revitalizar órgãos fatigados pela doença e pelo excesso de trabalho.

Podemos prever que receberemos pacientes com suas famílias de todos os países, com a finalidade de combater o estresse e procurar a cura para as doenças crônicas, tonrando-nos, assim, um centro internacional de tratamento.

Dr. Luis Carlos Silveira

Projeto Kurotel. Gramado, março de 1971.

Capítulo 1

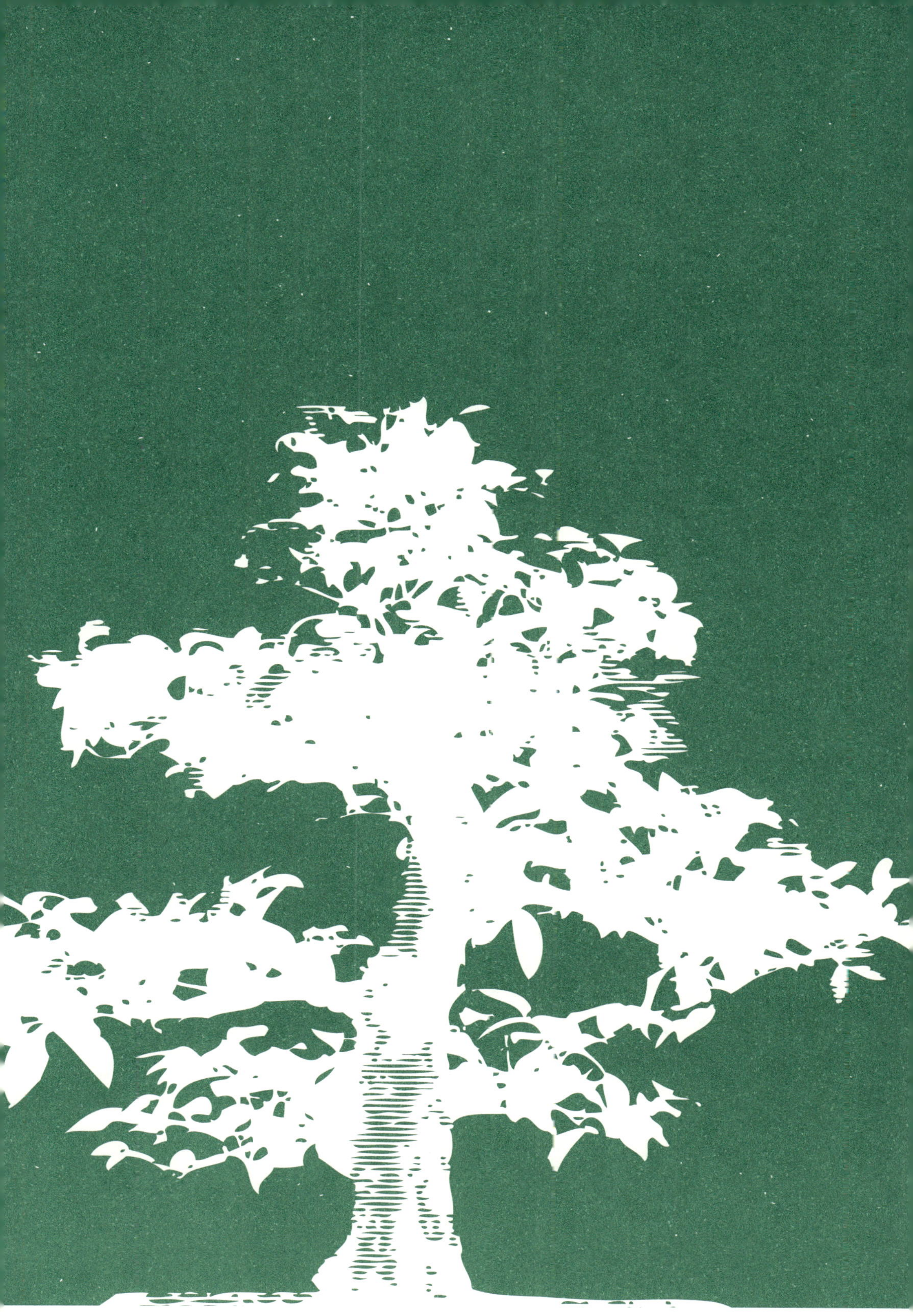

Uma Medicina para cuidar da saúde

Os bastidores do Kurotel remontam aos bancos da faculdade de Medicina, época em que eu era jovem e já me inquietava bastante com a maneira como os médicos eram preparados. Nos primeiros anos do curso, o estudante de fato se deslumbra com o mundo da Medicina: a Bioquímica, a Fisiologia, a Anatomia, tudo impacta e encanta o jovem graduando. Depois vem a dura realidade: clínica e patologia, do começo ao fim. É claro que isso é importante, mas o fato é que o futuro médico acaba sendo exposto a uma realidade que se define basicamente por doenças e exames. É como se desaparecessem as dimensões humana, psíquica e espiritual do ser, justamente aquilo que dá sentido à sua vida, e restassem apenas seus dados estatísticos, a realidade química de um indivíduo (ou o ser humano como sinônimo de um conjunto de peças de uma máquina estática e fria).

É claro que muitos desses aspectos, principalmente a visão que se tem do ser, vêm mudando bastante. Contudo, naquela época, entre final da década de 1960 e início da década de 1970, o horizonte de um curso de Medicina não ia muito além de um crepúsculo de doenças. A visita do propagandista que representava o laboratório farmacêutico já conduzia os profissionais a desenvolver uma Medicina voltada para doenças ou se predispor a ela. Assim, diante de um paciente, tudo o que se podia fazer era tratá-lo com uma boa Semiologia – disciplina de caráter teórico e prático, fundamental à formação médica, cujo objetivo é a coleta e a interpretação dos principais achados clínicos. Como dizemos, nós médicos, são justamente os meios de examinar um doente, analisar todos os órgãos do sentido, identificar corretamente seus sintomas, fazer exames laboratoriais (os de imagem eram ainda poucos) e prescrever medicamentos. É importante que se diga aqui: nada disso, em essência, está errado; esses procedimentos de fato são importantes. O problema não é esse. A questão é o foco, é a direção que se dá para o uso dos conhecimentos da Medicina, ou, em outras palavras, até que ponto esses procedimentos dominam a percepção que temos de um paciente. Reduzir a incrível abrangência da Medicina no tratamento de doenças é o mesmo que abrir uma janela *apenas* para ventilar uma casa e deixar de, através ela, olhar o mundo.

Essa percepção de que algo diferente podia ser feito, ou, colocando em outros termos – tendo em vista que o que se fazia não estava errado – a sensação de que se podia ir além ficava muito clara nos atendimentos feitos nas enfermarias, quando os estudantes já cuidavam de alguns pacientes. Nessas ocasiões, quando conversavam com os médicos – ainda estudantes –, lembro-me de que muitas vezes os pacientes deixavam escapar algumas informações que iam além daquelas correlações restritas do interrogatório médico ("onde dói?", "há quanto tempo dói?" etc.). Havia uma ansiedade dos pacientes para falar de seus sofrimentos, suas angústias, suas inquietações, muitas vezes relacionadas aos seus familiares, ao local em que trabalhavam ou mesmo, e principalmente, talvez, em relação a eles próprios. Isso acontecia de maneira espontânea, não pedíamos nada nem perguntávamos nada nesse sentido. Simplesmente se abria esse espaço e os pacientes falavam. Ainda que não compreendesse todo o sentido e a abrangência desse momento, eu percebia que alguma coisa importante acontecia ali, e, portanto, eu os deixava falar; de certo modo, eu até os estimulava.

No entanto, havia algumas recomendações que iam na contramão dessa prática. Diziam: "Falar muito não é algo interessante para a Medicina; canalizem". Havia até isso: "Na apneia (*momento de suspensão da respiração*), faça a pergunta, porque senão o paciente não vai deixar que se faça o interrogatório médico". Era preciso conduzir o paciente para o diagnóstico. Ou seja, éramos ensinados pelos mestres para quase não deixar o paciente falar, ou pelo menos fazer com que ele respondesse estritamente ao nosso interrogatório. A sequência de perguntas seguia esse caminho, abrangendo: cabeça, tronco (dividido em tórax e abdômen) e membros. Depois era preciso preencher uma ficha e, diante da análise daqueles dados, pedir eventuais exames complementares, chegar a um diagnóstico e sugerir um tratamento com base nisso. Esse era o roteiro, porém o paciente não o seguia, ele queria algo mais, queria falar de suas carências, de seus apertos, das coisas que não faziam parte daquele roteiro, e isso gerava bastante desconforto para ele, o paciente, caso não lhe fosse permitido verbalizar.

É interessante lembrar que isso não acontecia só na Medicina. Era comum também na odontologia. Lembro-me de um colega cirurgião-dentista que trabalhou comigo logo nos primórdios de minha carreira. Ele me dizia que, quando ia cuidar de algum paciente, logo tratava de pôr um espaçador em sua boca para que o paciente parasse de falar. Era uma prática comum, e estranha, fazer as pessoas se calarem para que se pudesse cuidar delas. Às vezes, dizia-me esse colega, mesmo depois de terminar o tratamento, o espaçador ainda ficava mais um pouco na boca, para que o paciente não falasse mesmo. Diante disso, e de muitas vezes ver essa prática pessoalmente, achava que alguma coisa não ia bem, não era possível, nesse sistema, ter uma ideia completa do que se passava com a pessoa. No rigor do interrogatório – e torno a lembrar de sua importância – tínhamos apenas a ponta de um *iceberg*. Não se podia ver tudo o que estava por baixo daquilo, as emoções da pessoa, ou seja, tudo o que acabava sendo reprimido e que muitas vezes era exatamente onde se escondia a chave de muitos problemas.

O paciente precisa falar e o médico deve saber ouvir

Essa era uma inquietação preocupante para mim naquela época. E devo dizer, com algum espanto, que ainda hoje, de modo geral, temos ambientes muito próximos disso, quer dizer, lugares em que médicos não deixam seus pacientes falar – ou pior: médicos que não ouvem seus pacientes, não leem em seus semblantes suas angústias e suas aflições –, e que se dedicam quase exclusivamente a seguir um roteiro predefinido que pode ser aplicado indistintamente a qualquer um. O curioso é que não há novidade nisso. Em dezembro de 2013, um programa de televisão registrou o tempo de atendimento de algumas consultas médicas em certos hospitais no Brasil. A mais rápida durou 1 minuto e 44 segundos. Em outras, de acordo com essa reportagem, o tempo ficou em torno de 3 minutos, em média. Ora, nem seguindo os roteiros que aprendemos na faculdade conseguiríamos fazer uma consulta simples, básica, em tão pouco tempo. É claro, e é importante dizer isso, há muitos outros fatores envolvidos nessas questões, que vão além da disponibilidade e do interesse do médico, como pressões políticas, baixa remuneração, superlotação, altas demandas e tudo o mais que todos sabemos – embora nada disso justifique esses procedimentos. A "pressa" do médico é apenas um desses fatores, porém, é justamente esse o fator vital, aquele que pode determinar não só o correto diagnóstico como o adequado tratamento do paciente.

Infelizmente, isso ainda ocorre com bastante frequência, em especial quando os médicos são obrigados a trabalhar em diversos locais, além dos seus consultórios, e enfrentar grandes deslocamentos, pouco tempo para atendimento e baixa remuneração. Nos grandes centros, a realidade é ainda pior. O médico tem de ser rápido, objetivo e muito preciso. Contudo, convenhamos, esse resultado é impossível nessas condições. E assim muita coisa se perde – principalmente a qualidade da Medicina e a saúde das pessoas.

O médico de família

Isso tudo me faz lembrar, numa situação oposta, da figura do nosso médico de família, o saudoso Doutor Francisco, a quem carinhosamente chamávamos de doutor Chico. Era uma figura que almoçava e jantava em nossa casa, um misto de psicólogo, ouvinte, amigo e médico. E nisso ele tinha um êxito enorme. Em casa, adorávamos chamar o doutor Chico porque ele chegava, brincava, descontraía-nos, fazia-nos rir, contava casos, fazia coisas extraordinárias. Ele entrava pela porta dos fundos de casa, com muita familiaridade, porque nos conhecia, e, quando ia embora, deixava a família bem, ou, pelo menos, deixava minha mãe tranquila em relação à saúde dos filhos dela. A relação médico-paciente que se estabelecia com o doutor Chico era fantástica. Numa palavra, ele era nosso placebo, nossa grande medicação.

É claro que não seria possível, nos tempos de hoje, reproduzir esse cenário, pelo menos não de maneira geral. E não é esse o ponto. O que digo é que o espírito daquela atuação do nosso doutor Chico se perdeu. Note que ele era absolutamente preparado, rigoroso em suas análises, com pleno domínio dos procedimentos. No entanto, havia algo mais nele e que ia muito além da rigidez e da frieza da máquina: era sua sensibilidade, sua capacidade de observar e captar um estado de espírito, algo que um exame nunca será capaz de fazer. Quando entrei na faculdade de Medicina, em contrapartida àquela realidade de minha infância, fui apresentado a um modelo rígido, em que era impensável essa conduta, ou melhor, não havia espaço para essa integração médico-paciente – melhor ainda: médico-pessoa –; não havia mais espaço para conversas, diálogos, não havia espaço para um olhar que fosse além da dor.

Se o profissional tiver a tolerância, a paciência e a disposição de ouvir seu paciente, é impressionante os ganhos, os resultados, a satisfação que obtém com ele. Basta o seguinte: ouvir, colocar a atenção na direção do seu paciente, é o suficiente para resultados extraordinários.

É possível que alguém pense: “Ora, mas isso faz mais de trinta anos, muita coisa mudou, a Medicina é mais avançada, mais especializada”.

Sim, é verdade, os avanços são inegáveis, novas descobertas, novos procedimentos, há mesmo muitas coisas novas, em termos de técnicas, sendo ensinadas, mas a direção do ensino é a mesma. O ensino médico no Brasil, hoje, é o mesmo daquela época – e nisso nos equiparamos ao que se ensina em todo o mundo. Os médicos são preparados para tratar patologias, e não para cuidar da saúde. Isso não mudou. E sempre fomos contra essa ideia, achamos que é preciso cuidar da saúde para evitar a doença. Isso não é só uma inversão no método; é um novo método – e creio que o correto –, é um novo jeito de pensar a Medicina, um novo modo de pensar não a doença, mas a pessoa. Ou seja, essa linha de prevenção era o que nos tocava.

Anamnese (do grego *anamnesis*) significa recordação. É a ferramenta diagnóstica mais acessível e mais poderosa à disposição do médico. Um artigo científico intitulado "Contributions of the History, Physical Examination and Laboratory Investigation in Making Medical Diagnoses", publicado no *The Western Journal of Emergency Medicine*, mostra claramente o que defendo. Foi realizado um estudo com oitenta pacientes que vinham para consultas de ambulatório e que até então não haviam sido diagnosticados. Os médicos que os examinavam precisavam registrar sua percepção e confiança diagnóstica depois de três diferentes etapas: 1) anamnese (entrevista); 2) exame físico; e 3) exames complementares. Embora a confiança do médico no diagnóstico se mostrasse aumentada após o exame físico e, ainda mais, após os exames subsequentes, a entrevista clínica (anamnese) sozinha foi suficiente para definir o diagnóstico em 76% dos casos.

O médico não é mecânico nem o paciente, uma máquina

Já formado, e atuando na parte clínica, eu percebia a insuficiência desse modelo de atendimento ao paciente. Um caso ilustrativo e comum era o de um paciente, com, por exemplo, uma amigdalite ou com uma infecção urinária recorrente, que vai a um consultório tratar de seu problema e recebe uma medicação cujo efeito é específico – pois vai tratar apenas do sintoma, e não vai, portanto, resolver o problema. O que faz o paciente, uma vez que não está curado? Ele procura outro médico. Aí começa sua peregrinação. E, considerando que os sintomas são os mesmos, ele recebe o mesmo diagnóstico, claro, ainda que de outro médico. E a variação fica por conta da medicação, que muda, mas apenas no nome comercial ou fantasia, tendo em vista que o princípio ativo ou a fórmula são os mesmos, como no caso de um antibiótico. E novamente a situação se repete, pois não há cura nesse sistema, e o paciente vai então a um novo consultório em busca do tratamento definitivo. E o que ele encontra é a aplicação do mesmo procedimento, o mesmo remédio para uma dor que aparentemente não tem cura. Contudo, a Medicina dispõe de meios para enxergar além do sintoma aparente, recursos que podem levar a um diagnóstico mais exato quanto ao real problema.

Se fizéssemos um exame mais profundo – e comecei a pôr isso em prática logo no início de minha carreira –, perceberíamos que esse paciente com amigdalite provavelmente é uma pessoa imunodeprimida, com problemas na família, insatisfeita no trabalho, enfim, uma pessoa que apresenta aspectos que nem remotamente seriam identificados naqueles rotineiros interrogatórios. A razão é clara desde o início, não existe poção mágica, milagre, fórmula infalível, simplesmente porque cada pessoa é única, e a maneira como expressa seus problemas, inclusive suas dores, difere de uma para outra. Ao mesmo tempo, perceberíamos que o médico não é um semideus, um ser onipotente, mágico, e que os fármacos (medicação), por si, não são suficientes para cuidar daquele paciente. O tratamento de fato deveria atuar sobre a causa (os problemas por baixo dos sintomas; justamente onde as pessoas diferem umas das outras), e não sobre o efeito (os sintomas aparentes), ao contrário do que preconizava a Medicina de então, puramente sintomatológica.

Outro ponto importante que percebemos (e tínhamos aprendido isso) naquele momento foi que o médico dispunha de poucas ferramentas para convencer seu paciente a mudar, especialmente se ele fosse tabagista (fumante), tivesse colesterol elevado ou fosse diabético. As ferramentas que a Medicina nos oferecia eram o “medo” e o “terrorismo” – compostos das terapias de choque. São muito pouco, e nada eficazes, num processo de reaprendizagem e prevenção.

Não só por isso, mas também por considerar fundamental o diálogo, sempre procurei ter uma grande aproximação com meus pacientes, desde o início de minha carreira. Há fatos curiosos a respeito dessa época em que aprendia e ganhava experiência.

Numa cidade pequena, como foi o caso de Gramado, era importante ter muito cuidado com a conduta e mesmo com as preferências. Em geral, os habitantes de uma comunidade procuram acompanhar de perto os personagens com os quais se identificam, seja por sua opção política, seja por sua preferência esportiva. Na época em que cheguei a Gramado, eu evitava esse posicionamento, primeiro porque para mim isso era irrelevante – não é o que definirá quão bem (ou mal) um médico ou qualquer outro profissional podem atuar em seu campo –; e segundo que, ao contrário do que eu pensava, essa questão era profundamente relevante para os cidadãos da comunidade. Se um médico se identificasse, por exemplo, com um partido político (na época, só tínhamos a Arena, que era da situação, e o antigo MDB, de oposição), ele automaticamente estaria excluído dos atendimentos da clientela contrária àquela adesão. Um caso típico em Gramado, e provável em todo o estado do Rio Grande do Sul, é que uma pessoa só pode ser gremista ou torcedora do Internacional. O estado se divide, a cidade se divide e, infelizmente, até os profissionais que trabalham com a população muitas vezes se veem divididos.

É curioso, senão pitoresco, o caso de duas barbearias na época em Gramado. Uma era colorado (como são chamados os torcedores do Inter); outra, gremista. Portanto, na hora de o médico cortar o cabelo, isso seria um problema, caso ele não levasse muito a sério essa divisão, porque a comunidade estava de olho, essa escolha seria fatal para a definição de sua clientela. Lembro-me de que um barbeiro se antecipou a mim e resolveu com maestria essa questão: ele abriu uma barbearia chamada Grenal. Pronto, se perguntassem onde o doutor cortava os cabelos, resposta simples: no Grenal. É curioso, mas importante! Nosso trabalho não é dizer quem está certo ou quem está errado nessas questões. Isso é do povo, é das cidades, faz parte das preferências dos cidadãos. Nosso trabalho é cuidar das pessoas, tratar da vida delas, é estar, como eu dizia na época, disponível para o povo, disponível para o Brasil.

Essa não era uma preocupação descabida para mim. Por exemplo, nessa época (1970, aproximadamente), Gramado tinha 22 mil habitantes. Como clínico na cidade, eu tinha 18.640 pacientes, conforme o registro de meus prontuários naquele período. Posso dizer com tranquilidade que praticamente toda a cidade passou, de alguma forma, por mim. Na época, mais da metade da população provinha da área rural e descendia de colonos alemães e italianos, na proporção de 50% para cada um. Isso me dava certa desvantagem, porque meus quatro colegas que me antecederam eram de origem alemã, alguns até nascidos na Alemanha, e isso dificultava meu contato com os pacientes, principalmente os de mais idade, pois a maioria deles não falava português. Isso me obrigou a estudar alemão durante um ano e meio, para que pudesse fazer as perguntas básicas e dar início assim a algum contato com os pacientes. Também me ajudou o fato de ter uma secretária e enfermeira que falava alemão.

No hospital, não havia problemas nesse sentido, pois todas as irmãs (*Schwestern*) falavam alemão, e podíamos assim conversar com mais segurança. Mais do que mera ferramenta de linguagem, a comunicação era fundamental nesses contatos. Eu fazia um grande esforço para que os pacientes entendessem claramente o que estava sendo recomendado e também, no seu retorno, para que eu pudesse compreendê-los sobre como estavam se saindo com o tratamento. Ou seja, eu me interessava sinceramente pelo que acontecia com meus pacientes, e isso me predispunha a fazer todo o possível para compreendê-los e tentar, então, ajudá-los da melhor maneira.

Capítulo 2

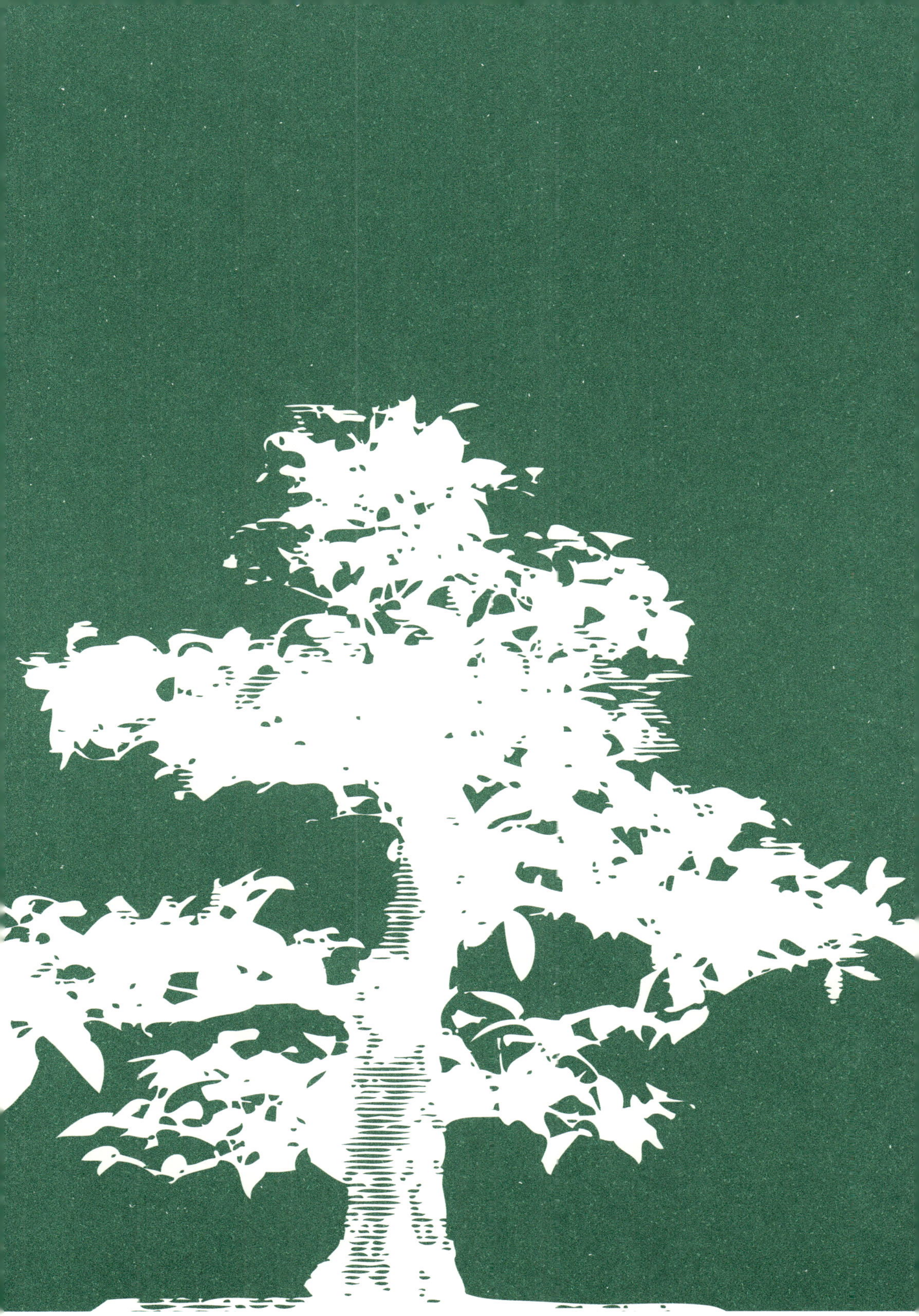

Um novo espaço para cuidar da saúde

Essas experiências, considerando todas as dificuldades que fomos descobrindo, ao conviver muito com pacientes hospitalizados e pacientes de consultórios, fizeram com que eu e minha esposa, Neusa Silveira, que na época estudava Serviço Social, começássemos a conceber a filosofia Kur, a desenhar o método e a pensar no espaço do Kurotel – já com o intuito de praticar uma Medicina muito mais integral, abrangente, com o envolvimento, inclusive, de outros profissionais, para que o meu paciente/cliente tivesse um resultado mais duradouro em seu tratamento.

Nessa época, conversávamos muito sobre esses casos e mesmo sobre episódios que não eram estritamente da Medicina, mas que ocorriam na área social, com reflexos na saúde física e até mental das pessoas. Em termos de concepção, buscávamos criar um centro em que pudéssemos usar novas ferramentas, ou, pelo menos, senão novas, que pudessem ser incorporadas ao método que vínhamos elaborando, e que nos permitissem sair daquele estado cartesiano que a Medicina tradicional nos impunha. Como estudávamos na mesma universidade, em Pelotas, Rio Grande do Sul, compartilhávamos pelos corredores da escola ideias que ainda hoje seriam consideradas ousadas: queríamos criar um centro médico que reunisse os recursos de uma clínica generalista, mas que não fosse um hospital, e que isso se situasse num ambiente aprazível, confortável, que talvez até lembrasse um hotel, mas que, evidentemente, não o fosse. Nesse ambiente, a saúde dos pacientes seria abordada por uma equipe transdisciplinar, que envolvesse Medicina, alimentação, atividade física, terapia e emoções humanas.

O simples, porém crucial, fato de incorporar outros profissionais que não apenas os médicos, já expandia o horizonte de possibilidades, seja por meio de novos olhares, novos saberes, seja por meramente criar o mínimo de condições que nos permitisse olhar uma pessoa por inteiro, integrando seu corpo (físico) e sua mente (emocional, psíquico). Nessa primeira fase, o método Kur se definia por dietas balanceadas, exercícios e atividades físicas, fitoterapia (uso de plantas medicinais), hidroterapia, equilíbrio emocional e tratamento individualizado prescrito por uma equipe multidisciplinar.

Isso exigia, naturalmente, a reunião de profissionais atuantes em várias áreas da Medicina. No início, porém, não abrimos o centro com a equipe completa como temos hoje, até porque estávamos ainda adequando os espaços à demanda dos pacientes e à disponibilidade dos profissionais. Contudo, logo trouxemos especialistas ligados à área do emocional – psicólogos, terapeutas, entre outros –, os quais, em um primeiro momento, trabalhavam três meios-dias por semana; depois, ao longo dos anos, aumentamos gradualmente a frequência desses profissionais, até que passassem a atuar em tempo integral, como ocorre hoje, o que demonstra fortemente quanto cabeça e corpo estão extremamente ligados dentro dessa filosofia.

Voltando um pouco no tempo, é preciso dizer que o conceito do Kurotel já existia na Alemanha, não com as configurações que temos hoje em Gramado, mas idealmente próximas a elas. A palavra "kur" significa cura, tratamento. Esse conceito estava ligado a estações de águas termais na Alemanha usadas no tratamento de pacientes. Era comum, naquela época, e principalmente na Alemanha, que os médicos recomendassem a seus pacientes que ficassem duas ou três semanas nessas estações de cura. O tratamento era todo subsidiado pelo governo.

No início do século passado, a cidade de Gramado era também conhecida como um importante espaço para cuidar de tuberculosos, tísicos e pessoas com problemas de saúde, por causa dos benefícios propiciados por seu clima de montanha – como também acontecia em cidades como Campos do Jordão (São Paulo) e Petrópolis (Rio de Janeiro), por exemplo. Em Gramado existia o Instituto Lodoterápico – no qual se fazia um tipo de terapia com extratos de lodo para tratamento de má circulação, artrite, dores musculares etc. Na época, esse instituto recebia pacientes judeus (judeus alemães, na verdade), que vieram para a América do Sul durante a Segunda Guerra Mundial, e cujo tratamento era custeado pelo governo alemão. O Instituto Lodoterápico atendia judeus alemães que provinham principalmente da Argentina, do Uruguai e do Brasil. Alguns deles vinham para cá apenas dentro das temporadas de hospedagem promovidas pelo instituto; outros, no entanto, tinham casas em Gramado.

Esse cenário certamente contribuiu para a formação e o fortalecimento da comunidade judaica na região, com a qual, naquela época, estabeleci relações muito fortes e interessantes, que me ajudaram muito na concepção do Kurotel. Lembro-me de que um dos membros da comunidade, um senhor judeu chamado Heinz Lewinsky, do qual eu era médico, trazia para mim vários materiais, revistas e muita informação da Alemanha, que mostravam como funcionavam as unidades do Kurotel alemãs. Durante o período do nosso inverno aqui no Brasil, ele ia para a Alemanha, porque lá era verão, e, quando voltava, trazia essas informações sobre os centros médicos de lá, localizados em cidades que só fui conhecer mais tarde com minha esposa. Aliás, tivemos uma surpresa muito grande quando fomos visitar aquelas cidades. Aquilo que havíamos rabiscado no papel, pensado e mesmo definido como ideal em relação ao nosso Kurotel estava lá, encontramos naqueles centros os princípios de nossa imagem materializada. Isso tudo me fascinou, afinal, sempre admirei muito a fisioterapia praticada na Alemanha, especialmente o método Kneipp (desenvolvido por Sebastian Kneipp), o método hidroterápico, o trabalho na água, a recuperação de funções baseada nisso, enfim, todos esses aspectos que caracterizavam os Kur na Alemanha.

Entretanto, os centros, apesar de próximos do que nós idealizávamos, não eram completos, ou, ao menos, não abrangiam todos os aspectos que tínhamos como fundamentais no tratamento. A alimentação deles, por exemplo, continha muita gordura saturada, muita fritura, enfim, deixava muito a desejar quanto aos cuidados que acreditávamos ser essenciais.

Contudo, lembro-me de ter ido conhecer um centro na Suíça, próximo a Zurique, onde já havia essa preocupação, isto é, pensava-se no cultivo de hortas orgânicas, havia toda uma concepção de combinação de alimentos. Foi nessa clínica, aliás, que nasceu o *Müsli* (extinta clínica *Bircher-Benner*) – uma terapia baseada no uso da energia dos alimentos.

O contato com esse centro foi muito importante para complementarmos a concepção que vínhamos formando sobre como deveria funcionar o nosso Kurotel. E aqui dois aspectos a destacar: o primeiro, naturalmente, tem a ver com as possibilidades de combinações nutricionais, aspecto fundamental em nosso modelo; o segundo é justamente a integração desse processo alimentar com as práticas terapêuticas que já adotávamos, o que reforçava nossa ideia sobre a importância de olhar e cuidar do ser em todas as suas dimensões, incluindo, evidentemente, os aspectos físicos, nutricionais e emocionais (mente e bem-estar).

A gestão do negócio

Como minha esposa, Neusa, costuma dizer, o início do Kurotel foi muito parecido com o nascimento de uma empresa doméstica. Éramos apenas nós dois: minha esposa, com formação em Serviço Social, e eu. Ela era uma espécie de psicóloga, observadora, ouvia os pacientes, ia ao restaurante, conversava com eles e, além disso, cuidava de toda a parte administrativa, mesmo sem formação nesse campo. Ela dizia que era uma "auxiliar em tudo". Muitos pacientes, ainda hoje, perguntam por ela. O principal era que ela gostava de estar ali, e isso fazia toda a diferença no seu modo de atuar. O empreendimento era doméstico porque não tínhamos um plano de negócio, não conhecíamos conceitos de gestão, afinal, não éramos especialistas nisso, e assim as decisões eram muito rápidas, impulsivas, tomadas muito em cima dos eventos, das necessidades que se apresentavam, e sem aquele planejamento profissional, hoje tão necessário às empresas.

Com o tempo, isso já numa segunda fase, nossas filhas começaram a fazer parte do negócio e, claro, passaram a trazer sugestões, questionamentos, comparações. Isso inclusive no que diz respeito à aquisição de produtos e equipamentos. Ou seja, a partir daí, entre inúmeras contribuições, começamos a desenhar uma visão de estratégia e, de certa forma, a nos antecipar aos eventos, a fazer contas, a fim de estimar possibilidades e conhecer nossas reais potencialidades de aquisição e expansão do negócio.

A profissionalização começou em 2004, com a implantação dos conceitos de Qualidade Total. Há cinco anos, com a implementação da governança corporativa, fortificamos a busca pela excelência e pela da perpetuação da empresa, o que inclui o processo sucessório, em que conhecemos e separamos as dimensões da família, da propriedade e da empresa, as quais, no começo, confundiam-se muito. Trouxemos auditores independentes, profissionais de fora, gente que se envolvia tecnicamente com nosso negócio, do ponto de vista de sua gestão. Isso tudo se definiu melhor hoje, os procedimentos operacionais estão registrados e bem documentados, há uma cultura organizacional na empresa, uma cultura permeável, reconhecida como tal e que nos dá muita tranquilidade para fazer aquilo que fazemos melhor, que é cuidar de pessoas, cuidar de nossos pacientes.

Beleza também vai à mesa

Ano após ano, íamos além no que diz respeito a nossos valores e nossas crenças de um modelo de Medicina mais completo. Não tenho dúvida de que chegávamos a um formato muito eficaz para o tratamento preventivo de doenças e pela preservação da saúde. A fisioterapia, o acompanhamento emocional e a alimentação balanceada em um espaço totalmente voltado para a produção de bem-estar eram, de fato, aspectos que contribuíam de modo decisivo para a satisfação dos pacientes. Contudo, havia uma questão:

o paciente Kur reclamava da alimentação, mesmo reconhecendo os ganhos na parte física e emocional. A alimentação, eles diziam, era um sacrifício porque, nossas nutricionistas se preocupavam em oferecer uma dieta equilibrada, hipocalórica, com alimentos de baixa caloria, vegetais, frutos e grãos, de maneira geral, mas a apresentação desses alimentos não era nada estimulante. Ou seja, o paciente se enfastiava rapidamente, dizia não "aguentar mais" comer tanta folha e tomar tanto chá.

Essa percepção é uma característica da nossa proposta. Não podemos imaginar um bem-estar pleno em alguém que se aborrece enquanto está consumindo nutrientes. A satisfação é um aspecto essencial para a saúde. E se a pessoa se *sentir obrigada* a comer, certamente alguma coisa vai se perder nesse momento. Bem, o que fazer? Nossas nutricionistas padeciam muito ao buscar novas formulações, tentando, em vão, minimizar todo esse desconforto. Era uma tarefa ingrata para quem sabe, e muito, combinar alimentos, mas não é exatamente um artista na hora de apresentá-los.

Foi nesse momento que nos ocorreu a ideia de trazer as técnicas da culinária francesa aos nossos pratos, quer dizer, unir a arte francesa à nossa cozinha nutricional. Nós então fomos buscar esses profissionais, alguns colaboradores do Brasil, outros da França ou mesmo franceses fora da França, como os de Punta del Este. Isso incluiu chefs como Michel Roth, do Hotel Ritz, em Paris, Jean-Paul Bondoux, do La Bourgogne, em Punta del Este e em Buenos Aires, o chef Laurent Suaudeau, que, na época, tinha restaurante em São Paulo, entre outros. E a contribuição também veio da culinária italiana com Luciano Boseggia, do Fasano. Todos eles trouxeram preciosas contribuições para a nossa cozinha. Não foi, porém, uma integração simples. A arte da culinária francesa, especialmente, é muito diversa e, por isso, muitas vezes, em um prato ou em uma simples sobremesa, esgotávamos facilmente os limites calóricos permitidos em uma refeição. Havia muitas discussões, pois tínhamos de encontrar combinações que pareciam impossíveis, e depois tínhamos de adequá-las aos critérios de paladar, excelente apresentação e, fundamentalmente, ao caráter nutricional do prato, isto é, com baixas calorias e *precisamente* de acordo com as necessidades do paciente. Do ponto de vista do paladar e da apresentação, não tínhamos problemas, mas, no quesito calorias, as dificuldades eram imensas. Isso nos levou, por exemplo, a substituir o sorvete pelo iogurte descremado (desnatado), o chocolate ao leite foi substituído pelo cacau puro, e assim por diante. Ou seja, fizemos diversos ajustes e uma quantidade significativa de combinações para que não tivéssemos pratos repetidos na semana e que, obviamente, atendessem a todas as necessidades calóricas e nutricionais de nossos pacientes.

Com essa conduta, passamos a ter uma diversificação culinária espetacular. E isso era muito importante para nós, uma vez que nunca padronizamos nosso atendimento, ou seja, nosso serviço é específico e exclusivo para as necessidades de cada um de nossos pacientes. Quer dizer, num mesmo jantar, ou almoço, por exemplo, temos pratos com diferentes valores calóricos e nutricionais. Se a pessoa precisa emagrecer, ela então será tratada com uma dieta em torno de 1.200 calorias – nunca abaixo disso. Contudo, se verificarmos em seus exames que essa pessoa tem o colesterol elevado, precisaremos pensar em novas combinações no cardápio para que possamos oferecer uma refeição saudável, com os níveis corretos de calorias e nutrientes, e, ao mesmo tempo, uma refeição que estimule o próprio consumo e seja, claro, apetitosa. O mesmo acontecia – e digo que essas diferentes necessidades são absolutamente comuns em nosso restaurante – com alguém que, por exemplo, não tivesse problema de colesterol elevado, mas tivesse níveis alterados de ácido úrico. Portanto, seriam necessárias novas combinações.

Gostaria de destacar aqui dois pontos: o primeiro foi que se estabeleceu uma incrível diversidade e um dinamismo sem precedentes em nossa cozinha; e o segundo foi que, a partir do momento que acoplamos nossa dieta à arte da culinária francesa, nunca mais tivemos reclamações. Assim, atingimos um ideal no qual o prazer resultava de uma combinação de satisfação estética (visual e palatável, afinal, as pessoas comem com os olhos) e pleno atendimento de necessidades nutricionais e calóricas. Deixamos de oferecer remédio e passamos a oferecer prazer.

Toda a mudança que você julga necessária e se propõe a buscar em sua vida neste momento deve ser associada ao prazer. Falar da diversidade culinária e mostrar como essa preocupação tornou-se diferencial no Kurotel, significa, na verdade, alertá-lo para que reflita sobre isso quando estiver pensando sobre suas refeições também. A qualidade daquilo que ingerimos é determinante para alcançarmos o que desejamos, e que fará com que nos sintamos mais felizes e satisfeitos.

A alimentação segundo a filosofia Kur

Nossa formulação se une aos conceitos de densidade calórica, classificação de alimentos e, sobretudo, aos nutrientes que provêm deles para as necessidades de cada pessoa. Explicando brevemente, os alimentos podem ser plásticos, energéticos e reguladores. Os alimentos reconhecidos como plásticos respondem por nossa formação orgânica, como as proteínas que ajudam no nosso desenvolvimento. Os alimentos tidos como energéticos atuam como combustível em nosso organismo, assim, são aqueles que fornecem energia para a nossa movimentação. Vale dizer que, em certa medida, todos os alimentos são, ao mesmo tempo, plásticos e energéticos, embora uns sejam mais plásticos ou mais energéticos que outros. Por fim, temos os alimentos reguladores, que respondem pelo equilíbrio nas reações químicas que ocorrem dentro das células ou no material intercelular.

Nossa filosofia, acima de tudo, considera o que é melhor para cada pessoa, de acordo com as necessidades individuais. Gradativamente, conseguimos chegar a especificações mais importantes para a prescrição de cada paciente.

Considerando tudo isso, é importante oferecer alimentos que sejam também sacietógenos – quer dizer, que produzam a sensação de saciedade e ajudem a segurar a fome, como se diz, até a próxima refeição. Em geral, esses alimentos apresentam significativo volume de fibras em sua composição e são ricos em nutrientes e vitaminas, além de apresentarem baixo valor calórico.

Com essa alimentação, associada a um número maior de refeições por dia, conseguimos evitar aquele estímulo a apetites vorazes e também à hipoglicemia – que é a falta de açúcar no sangue, e que pode ser causada por longos intervalos sem alimentação. Os sintomas da hipoglicemia são muito desagradáveis: perturbação visual, dor de cabeça, tremores, náusea etc. Então, é preciso estar atento. Se intensificarmos a atividade física, baixarmos as calorias (consumindo alimentos plásticos e energéticos) e diminuirmos os intervalos entre as refeições, evitaremos a hipoglicemia e contribuímos para a redução ou adequação de peso. No Kurotel, são servidas sete refeições ao dia, e a cada refeição são oferecidas três alternativas de cardápio, que a pessoa pode escolher antecipadamente.

A questão do número de refeições diárias já se tornou discurso dos bons nutricionistas. Você deve conhecer que todo processo de reeducação incorpora a necessidade de criar o hábito de se alimentar em intervalos menores, a fim de que sua alimentação seja mais balanceada.

Hoje, temos uma cozinha muito mais atraente. Quando começamos, era de fato uma novidade que, agora, ultrapassa os limites do nosso centro médico. A gastronomia, de modo geral, já se preocupa em oferecer uma alimentação mais saudável e apetitosa. Antes não havia essa combinação, tínhamos de optar entre uma comida saudável e uma refeição gostosa. Ao chamarmos os mestres culinários para nos ajudar, criamos algo inovador. Por isso, fomos reconhecidos como *benchmarking*, inclusive pelos próprios alemães que hoje nos visitam, os mesmos que nos inspiraram no passado.

Os humores mudaram, a comida, os lanches, tudo ganhou um toque especial, uma aparência esplêndida e saborosa, e, claro, mantivemos os nossos pontos de honra: uma alimentação rica em macro e micronutrientes, o que nunca se perdeu. Resistimos às pressões das dietas norte-americanas, que compreendem apenas determinado grupo de proteínas, modismos alimentares que se transformam em *best-sellers*. Nunca nos deixamos levar por isso porque sempre acreditamos que a alimentação adequada deve ter todos os elementos em equilíbrio, sob pena de que em médio ou longo prazo essas dietas insanas possam trazer algum dano para o organismo. Nunca adotamos nenhum posicionamento radical e, em contrapartida, lutamos por estabelecer a reeducação alimentar como princípio.

Vale ressaltar, porém, que a questão alimentar no Kurotel é um sucesso justamente porque está conectada com outras frentes de cuidados e prevenção. O ser humano não é apenas estômago, ele é mente, espírito, corpo, pensamento.

Sem fórmulas mágicas

É importante falar sobre as "fórmulas mágicas" porque o que está por trás dessas preocupações e, obviamente, por trás de todas essas dietas que se apresentam como "milagrosas", é a questão do peso. As pessoas se orientam, posicionam-se e fazem verdadeiras loucuras por causa disso. Na verdade, essa é uma questão falsa: perder peso não é o mais importante no processo de reeducação e prevenção. Em primeiro lugar, nossa intenção é fazer com que a pessoa saia do Kurotel com o firme propósito de dar continuidade àquilo que ela aprende e vivencia lá. O principal é sair do nosso centro médico e continuar como se estivesse lá. Por que estou me prendendo a tudo isso? Talvez essa seja uma pergunta sua. Pois bem, quero apresentar aqui que o peso em si não é uma informação absolutamente correta, não é determinante nem representativa do estado de saúde de uma pessoa. Por exemplo, uma mulher que se hospede no Kurotel durante seu período pré-menstrual, certamente terá retenção de líquido decorrente da alteração de hormônios, e isso é bastante comum. Quando ela deixar o Kurotel, após esse período pré-menstrual, ela perderá peso. Talvez você não saiba, mas o peso de um litro de água equivale a um quilo.

Há outros exemplos, como o de pessoas que consomem sal em demasia. Ao reduzirem o consumo, conseguem aumentar a eliminação de líquido e, consequentemente, perdem peso. Essas pessoas perdem peso, porém, sem mobilizar sua gordura. Ou seja, é um equívoco imaginar ou automotivar-se pela quantidade de peso que uma pessoa pode perder num lugar como o Kurotel. Até porque, em termos psicológicos, o cérebro responde assim: tudo o que se perde precisa ser reencontrado. Quer dizer, inconscientemente, em sua cabeça há o desejo de recuperar o peso perdido, portanto, sua mente fará tudo para repor aquilo que está perdendo.

Costumo dizer que temos instalado em nosso cérebro uma espécie de "gordostato". Trata-se de um mecanismo rudimentar, ancestral, porém muito ativo, próximo ao tálamo e ao hipotálamo, que são responsáveis por regular certos processos do nosso metabolismo. Quando esse "gordostato" detecta que as células adipócitas (ou adiposas) – as células de gordura – estão encolhendo ou murchando (elas também inflam como balões), o sistema dispara um alarme, como se houvesse perigo de inanição, e essa informação faz com que todo o organismo se mobilize para repor aquelas energias que estão sendo perdidas. Ou seja, a pessoa fica desesperada por comida. Isso é um mecanismo genético, está presente em todos nós e remonta a nossos ancestrais. A gordura é uma reserva energética para os grandes perigos sazonais que nossos antepassados tinham de enfrentar, em especial quando não havia comida. Ocorre, no entanto, que aqueles tempos passaram, ficaram para trás, mas o mesmo mecanismo de defesa de antigamente ainda permanece em nós.

Do ponto de vista do metabolismo, o que acontece é que as células adiposas, quando aumentadas, dividem-se e geram novas células de gordura. Esse sistema é autossustentável e decorre da produção de alguns hormônios por essas células, entre os quais a grelina, o chamado hormônio da fome, que age como um estimulante do apetite e funciona, assim, como um meio de fazer com que essas células (de gordura) cresçam e se multipliquem. Isso explica porque no Kurotel precisamos servir as sete refeições por dia e não criar períodos prolongados de jejum. Na medida em que se aplaca a ânsia da fome, alimentando a pessoa em curtos intervalos, desestimula-se a voracidade por comida. Com isso, o emagrecimento acontece, contudo, sem fome e sem sofrimento. E, muito importante, com saciedade, em razão da escolha adequada de nutrientes.

Nesse ponto, a pessoa começa a perceber que existe uma diferença entre fome e vontade de comer. Fome é necessidade; vontade de comer é vício. Entender isso e diferenciar uma coisa da outra é fundamental para a saúde. A vontade de comer é algo que pode ser controlado, a pessoa pode se educar e viver plenamente saciada. Já a fome é outra história, é uma necessidade orgânica, que causa dor no estômago, gera dor de cabeça e desconforto. Isso não pode acontecer, e sempre pedimos aos nossos pacientes que, se por acaso sentirem fome, eles nos avisem para que possamos providenciar alguma refeição suplementar.

Assim, aquilo que era para ser uma experiência de sofrimento se transforma em algo prazeroso e saudável. E essa é a proposta deste livro: mostrar um novo caminho para melhorar sua saúde. Afinal, seguindo esse processo, já não há mais a necessidade de reposição, nem inconscientemente, pois estamos alimentando e saciando de maneira adequada a pessoa, suprindo todas as suas necessidades. E é importante esse fator de prazer e bem-estar no decorrer dessa grande mudança. Pois quanto mais marcante for essa sensação, mais a pessoa buscará reproduzir essa satisfação, inclusive com a ajuda do seu cérebro. Se o processo fosse feito com sofrimento, renúncias, dor e traumas, é quase certo que tudo tenderia a voltar a ficar como antes, levando a pessoa a estar à mercê de repor tudo o que perdeu. É por isso que muitas dietas fracassam. Você mesmo deve conhecer casos – se já não os vivenciou – de pessoas que enfrentam esse vai e volta de peso.

Uma vez que a pessoa atinja o peso ideal – ou vem atingindo esse peso ao longo do tempo –, ela precisa mantê-lo, e esse é um grande desafio, durante um período que vai de 6 a 24 meses, dependendo do tipo de pessoa, o que significa dizer que esses cuidados alimentares deverão ser seguidos plenamente durante esse período. Isso porque, nesse espaço de tempo, as células adiposas estarão enviando, ou prontas para enviar, aqueles estímulos de apetite, prontas, portanto, para ser reativadas. É preciso alerta máximo nessa fase, pois é quando ocorre a estabilização do peso. Depois desse período, se a pessoa efetivamente manteve o peso e a conduta alimentar, só então será ativado o mecanismo da apoptose, também conhecido como "morte celular programada", que é quando a célula "se entende" como "não mais necessária" e passa a ser eliminada.

Todo esse processo começa no Kurotel e o paciente sai de lá com um plano para a manutenção dos avanços conquistados. Para emagrecer, a pessoa não precisa parar de comer, mas precisa aprender a comer. É necessário esclarecimento, conscientização e disposição por parte dela. Isso é mais da metade do êxito do programa. É preciso reconhecer o problema, tentar entendê-lo, acreditar que se pode mudar e fazer o que precisa ser feito. Tem de fazer sentido para a pessoa. Então, para que essa nossa jornada dê certo, é fundamental que você acredite, está certo?

Medicina Integrativa

Usamos no Kur, como prática e princípio, a Medicina Complementar ou Medicina Integrativa, a qual nos permite usar todos os métodos e recursos que nos possibilitem trazer benefícios para nossos pacientes, o que inclui as técnicas mecânicas de analgesia, os cuidados com a alimentação, o controle das emoções e até, se for necessário, a medicação alopática, convencional. É claro que a escolha da técnica ou do recurso a utilizar em determinada situação sempre se define por um critério que leva em conta o bem-estar e a saúde do paciente. Nós olhamos a pessoa, sua história, e procuramos proporcionar conforto e prevenção. No entanto, não estamos fechados, não hesitaremos em usar um antibiótico se o que temos pela frente é uma inflamação aguda. Uma crise hipertensiva só poderá ser combatida com a medicação clássica, e faremos isso se necessário. Contudo, em situações nas quais os riscos não são iminentes – e avaliamos isso o tempo todo –, trabalharemos primordialmente os aspectos comportamentais, mudança de hábitos, alimentação, fisioterapia, exercícios regulares etc., conforme os diagnósticos que fazemos de nossos pacientes.

Agora que você entende a fundo nossas preocupações e nossos valores, pode, a partir dos próximos capítulos, ser apresentado aos diversos aspectos importantíssimos que são preciosos para o cuidado com a sua saúde.

Capítulo 3

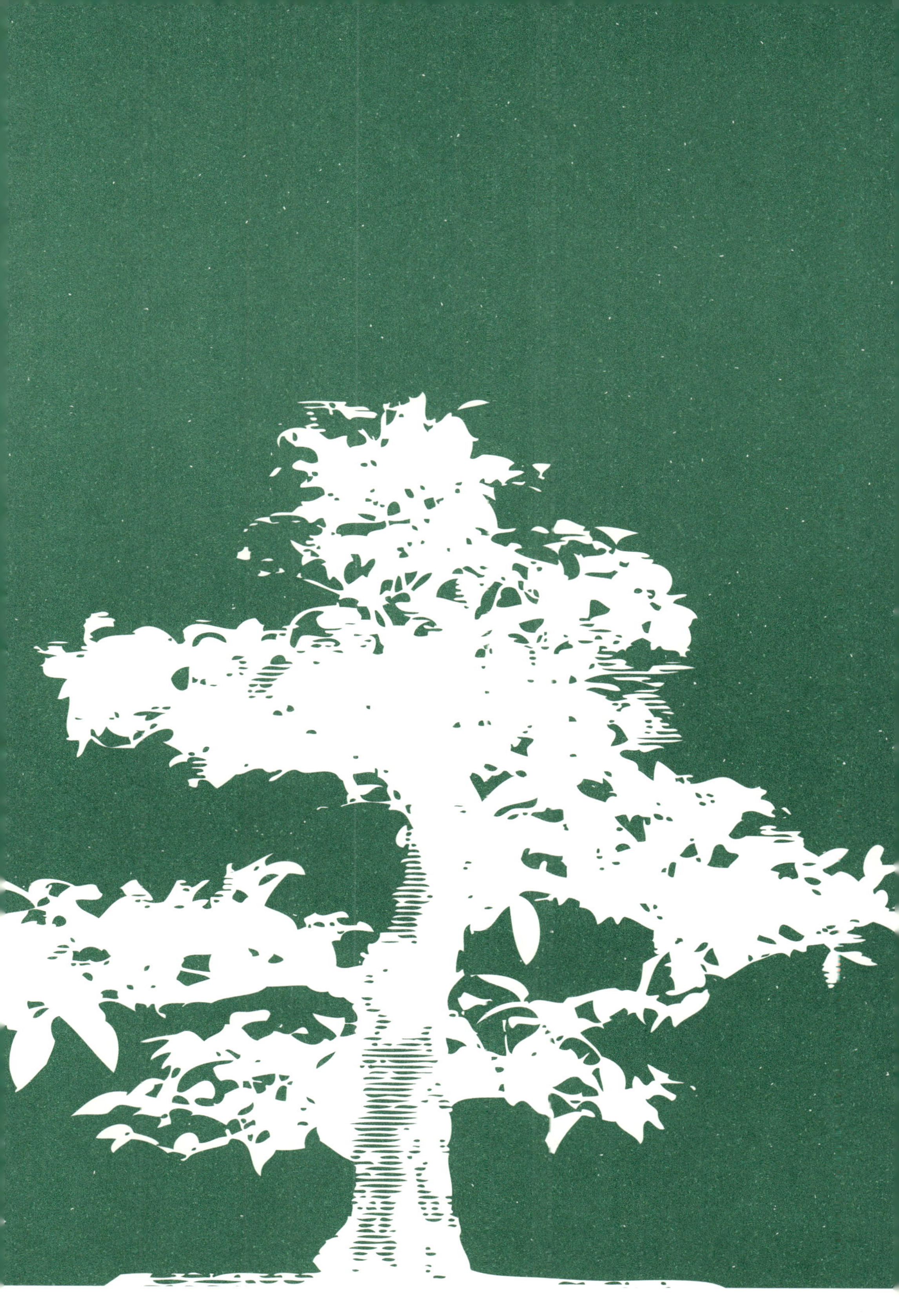

Estresse e *burnout*: conheça alternativas além do uísque e do calmante

A palavra "estresse" é um termo comum na Engenharia e na Física de materiais. Tem a ver com tensão e desgaste de corpos. De maneira resumida, define-se como uma resposta física e mental gerada por certos estímulos externos. Essa resposta permite ao indivíduo superar crises, barreiras e algumas exigências no meio ambiente. Em contrapartida, esse estado, no limite do descontrole, é também responsável por intenso desgaste físico e mental no indivíduo.

O desgaste gerado pelo estresse compromete o organismo em várias dimensões e vários segmentos. Lembro-me de um representante de laboratório farmacêutico que conheci ainda antes de criar o Kurotel, portanto, nos anos 1970, cujo biótipo sanguíneo (definido por físico brevilíneo, baixa estatura, tórax largo e membros curtos) poderia ter sua personalidade classificada como tipo "A", isto é: muito ativo, fala rápida, impulsivo, ansioso, movido por trabalho contínuo, hiperativo, compulsivo, que despreza o descanso e não divide responsabilidades, conforme alguns conceitos e definições de personalidade. Para esclarecer o ponto que quero demonstrar, lembro que esse "A" pode ser associado à figura do tipo "apressado", justamente como o perfil daquele representante farmacêutico; assim como, por outro lado, uma personalidade "B" poderá ser associada a um tipo "bonachão", isto é, calmo, sossegado. Ninguém é 100% "A" nem 100% "B". Todos nós temos tendências aos dois traços, com a predominância de um sobre o outro. No entanto, a grande maioria das pessoas que vai parar em um pronto-socorro cardiológico tem o perfil do tipo "A". Apesar de bem fundamentada, essa classificação é facilmente observável. Se os funcionários de uma empresa pudessem escolher seu chefe, certamente escolheriam alguém do tipo "B", e não do tipo "A". Isso porque o indivíduo do tipo "A" muda a rota de suas decisões seguidamente, tem, muitas vezes, de pedir desculpas – e, com frequência, entra em colisão com indivíduos do tipo "B".

Voltando ao caso do representante, naquela ocasião ele visitava um médico cardiologista cujo consultório ficava dentro de um hospital que fazia cirurgias do coração. Enquanto esse representante esperava na recepção para ser atendido, ele começou a organizar seus papéis, sua agenda e a ler sua correspondência – como ele nunca tinha tempo para si e para os próprios assuntos, aproveitava esses pequenos intervalos para se organizar; isso nós soubemos mais tarde. Numa dessas correspondências ele encontrou um relatório do laboratório para o qual trabalhava, em que a meta de vendas para aquele mês havia aumentado muito. Então, por razões diversas, seria praticamente impossível para ele, naquele momento, atingir a nova meta, pois ele mal conseguira cumprir a meta anterior, que já era alta e bem difícil de ser atingida. O impacto dessa nova informação para ele foi fatal. O coração não suportou. O fato foi muito marcante para mim porque o ventrículo esquerdo de seu coração foi rasgado (rompido), por causa da intensidade do estresse. Levaram-no mediatamente para a sala de cirurgia, mas infelizmente nada mais se pode fazer. Eu conhecia bem esse profissional. Ele me visitava no consultório, era uma pessoa com imensos projetos e grandes expectativas que foram interrompidos por uma descarga emocional tão grande que nos faz questionar até o modelo de vida que estamos seguindo.

Acúmulo de descuidos e falta de atenção com o corpo e a vida

Mencionei o caso do propagandista de medicamentos para ilustrar a dimensão da agressividade do estresse. É claro que as coisas não acontecem de um momento para o outro, ninguém sofre um ataque cardíaco simplesmente porque recebeu uma notícia de impacto. Isso é muito raro. Na verdade, essas coisas acontecem ao longo do tempo, são um acúmulo de descuidos, de falta de atenção para com o próprio corpo, para com a vida, de maneira geral. O que acontece nesses casos é que um limite foi ultrapassado, e não foi possível resistir. E então ocorrem essas tragédias previamente anunciadas.

É fundamental, portanto, saber manejar o estresse, saber lidar com ele, pois só com esse conhecimento poderemos diminuir a agressividade do estresse e os efeitos dele no organismo. Existem várias técnicas para isso, muitas delas orientais e, algumas, tidas até como não científicas, mas reconhecidamente saudáveis, como o ioga e o *tai chi chuan*, entre alguns movimentos meditativos. O relaxamento muscular progressivo também ajuda e é importante no combate ao estresse, assim como o *mind control* (adestramento da mente), a meditação, o *watsu* (massagem e relaxamento), a terapia comportamental cognitiva e focal, em que, basicamente, um profissional interage com o indivíduo, sugerindo-lhe novas posturas, outros meios de olhar um problema, mudanças de atitude, mas de tal forma que façam com que a própria pessoa tenha essa percepção e se dê conta da necessidade de mudanças. Os meios, portanto, existem, estão disponíveis, mas é preciso reconhecer o problema.

Quando um paciente nos vem com esse quadro de estresse ou *burnout* (síndrome de *burnout*, ou esgotamento), ele primeiramente passa por uma entrevista clínica e faz exames físicos completos – pois precisamos saber quanto a pessoa vem sendo afetada fisicamente por esses distúrbios. Posteriormente, ela passa por uma profunda e completa avaliação psicológica.

Nosso intuito é quantificar o nível de estresse do paciente, compreender a dimensão de seu problema, suas consequências, e definir o tratamento adequado para esse paciente. Depois disso, ele será intensamente acompanhado por nossos psicólogos – que, por sinal, têm também formação em terapia cognitiva ou em Neuropsicologia. Essa é uma abordagem muito focada, intensa, breve e direta. Durante o período em que ele permanecer no Kurotel, e isso dura geralmente duas semanas, nós trataremos todos os estressores que foram identificados em sua avaliação.

Dentro disso, procura-se fazer com que a pessoa tenha uma vida útil, saudável, que possa enriquecer suas relações interpessoais. Os meios e os modos de manejar o estresse são importantes e eficazes. Contudo, é preciso ir além e incorporar novos hábitos e novas formas de olhar e se relacionar com a vida. Nessa trajetória, talvez a pessoa possa descobrir algo que lhe dê prazer, um novo hobby: fazer parte de um coral de músicos, fazer trabalhos voluntários, artísticos ou qualquer outro novo interesse que se apresente. É preciso, enfim, abrir-se para o mundo, para a vida. É claro que só isso não basta, mas esse tipo de ocupação é absolutamente importante para uma existência saudável.

Padrões de emoção, pensamento e conduta

Uma das maneiras mais eficazes e interessantes que usamos no Kurotel para combater o estresse é a Neuropsicologia. Esse ramo da Neurociência nos ajuda a trabalhar e analisar as relações e os aspectos entre cérebro, neuroanatomia e comportamento humano. Já a terapia cognitiva trabalha aquilo que definimos como qualidade do pensamento, um meio em que se busca ajustar ou realinhar padrões de emoção, pensamento e conduta. Há várias linhas de ação na terapia cognitiva, entre elas a comportamental, que é uma das que usamos bastante. Temos, aliás, no Kurotel, um centro de controle do estresse, em que possibilitamos aos nossos pacientes experimentar e conhecer as diversas técnicas de que dispomos e escolher as que funcionam melhor para o caso de cada um deles. O centro contém salas repletas de estímulos visuais e sonoros, todos altamente relaxantes, que levam à redução da ansiedade e trazem, por consequência, mais equilíbrio e relaxamento emocional.

Entenda que o desligamento dos agentes estressores é fundamental para restabelecer o equilíbrio e permitir que suas emoções se acalmem.

Entre os aparelhos disponíveis no centro, destaco a cadeira de harmonização – desenvolvida por cientistas na Nasa –, a cadeira massageadora, o navegador – a pessoa tem a sensação de flutuar, sem gravidade –, o estimulador de som e luz e o relaxamento muscular progressivo. A experiência, como dizem nossos pacientes, é única, e não só pelo impacto visual que o espaço em si produz, mas principalmente pelos efeitos que gera em cada pessoa, entre outros simuladores.

Nosso ponto é ajudar a pessoa a descobrir o que ela pode fazer para se sentir melhor. Se as pessoas não ampliam seu repertório, ficam confinadas a alternativas limitadoras, imediatistas e, quase sempre, prejudiciais. O álcool, as drogas e outros vícios trazem a ilusão de um breve bem-estar, mas no fundo isso só aumenta o problema, quando não traz outros. A pessoa pode tomar um uísque antes de se deitar, e isso talvez a induza mais rapidamente ao sono, mas em duas horas ela vai acordar e se sentirá pior, a qualidade do seu sono será péssima e seu rendimento no dia seguinte será lastimável, enfim, só estará aumentando a bola de neve. E se não for o uísque, será um calmante, um ansiolítico, um tranquilizante. Muitas pessoas fazem isso e não percebem quanto estão comprometendo sua qualidade de vida, quanto estão comprometendo sua função cognitiva, que deveria ser sua aliada nesse momento. No Kurotel, propomos opções, algumas que poderão ser reproduzidas no próprio ambiente em que a pessoa vive, em casa ou no trabalho, que cuidarão para que o estilo de vida e a alimentação possam se tornar cada vez mais eficientes e que conduzam a vitalidade e bem-estar.

Um dos pontos que explicam a eficácia da abordagem que fazemos no Kurotel, quando falamos de estresse, é que esse distúrbio não é mais pensado como um problema individual. Falar de estresse não é modismo, trata-se de um distúrbio sério, crônico, presente em nossa sociedade.

Um dado que nos chamou a atenção foi revelado por um estudo feito pela Organização Mundial da Saúde (OMS), em 2012, que mostrava que 30% da população da cidade de São Paulo tinha algum tipo de diagnóstico de transtorno psiquiátrico. Certamente é um índice muito alto, pois de cada nove a dez pessoas, três apresentam esse diagnóstico!

O Kurotel foi o primeiro espaço no Brasil a desenvolver, desde 1984, tratamentos específicos e mecanismos terapêuticos exclusivamente para o cuidado do estresse. A razão é que muitos dos problemas pelos quais as pessoas se encaminhavam para cá tinham uma raiz comum, que era justamente o estresse, pois não adianta a pessoa pensar, por exemplo, em reduzir peso, reavaliar sua dieta se não trabalhar o foco, a origem do seu problema. Até porque muitos desses distúrbios não estão sozinhos. É mais do que comum encontrarmos uma correlação de sintomas, fatores e problemas que se associam a outros e se refletem negativamente em vários aspectos da vida da pessoa.

De alguns anos para cá, a razão da vinda de quase a metade de nossos pacientes é justamente o estresse e, em nossa lista de problemas, estatisticamente, dentro do estresse, a ansiedade ocupa o primeiro lugar. A ansiedade é uma das faces do estresse, assim como a angústia e a depressão. Até 2010, a depressão era o mais frequente desses distúrbios, e na verdade ainda é bastante alta a incidência desse quadro na população, tanto que os medicamentos psicotrópicos, tranquilizantes e sedativos são ainda os mais vendidos no mundo inteiro. Hoje em dia, porém, a ansiedade é o distúrbio mais presente. E é raro no Kurotel recebermos um paciente, com diagnóstico de estresse, que não apresente um quadro de ansiedade.

Hormônios, neurotransmissores: os vícios do corpo

Muitos desses nossos pacientes são conhecidos como workaholics, viciados em trabalho. São aqueles executivos violentamente pressionados que acabam pondo o trabalho à frente de tudo na vida. É curioso dizer isso, mas muitos desses profissionais costumam ser os melhores em suas áreas, porém, pagam um preço muito alto por suas posições, indo até o limite de sua saúde (física e mental), porque têm a ideia de que a pressão é um componente "natural" desse processo. O que eles desconhecem é que são viciados em adrenalina, é como se eles mesmos se autoinjetassem altas doses de adrenalina inconscientemente. Na verdade, é o próprio organismo que faz isso. A adrenalina é um hormônio secretado pelas glândulas suprarrenais, que ficam acima dos rins. Em situações de estresse, essas glândulas liberam grandes quantidades desse hormônio, relaxando certos músculos e contraindo outros, a fim de preparar o organismo para grandes esforços físicos, além de estimular o coração e elevar a pressão arterial.

Contudo, esse não é o único problema. Nossa atual geração também está viciada em dopamina, que é um neurotransmissor – e não um hormônio. Esse neurotransmissor é liberado no córtex pré-frontal toda vez que a pessoa tem algum tipo de prazer, seja pela comida, pelo álcool, pelo fumo, pela droga, pelo jogo, pelo trabalho. Entretanto, sua ação é rápida, há uma descarga e depois uma queda. Quando isso acontece, acaba o prazer, e a pessoa então começa a procurar alguma outra atividade que possa reproduzir aquela sensação. A dopamina é diferente da serotonina – outro importante neurotransmissor, também conhecido como o "hormônio da felicidade". A dopamina, portanto, está voltada para a "alegria" e o "prazer" imediatos, enquanto a serotonina está voltada para a "felicidade", por ser mais perene.

Um exemplo que ilustra bem como isso funciona pode ser encontrado numa situação muito comum hoje em dia. Com o desenvolvimento de aplicativos e programas para celulares, a comunicação no mundo virtual é quase uma realidade paralela em nossa vida. Um simples sinal, um ruído qualquer no celular ou no *tablet*, é suficiente para liberar algumas gotas de dopamina. É uma situação que lembra um pouco aquele clássico exemplo do comportamento respondente condicionado (bem descrito na literatura behavorista): o celular emite um sinal (ou qualquer ruído musical) e a sensação de prazer é imediata: "Quem será? Qual será a mensagem ou o e-mail? Quem quer ou precisa falar comigo?". Nesse ponto, há descarga de dopamina. No entanto, essa sensação vem acompanhada por uma ansiedade muito grande e permanente. Se a pessoa está dirigindo, se está numa reunião ou simplesmente no meio de um jantar em família, o celular pulsa, emite qualquer ruído, ela já fica alerta. A sensação prazerosa passa, mas o estresse, não; a ansiedade, não. Eles são constantes, vêm aumentando, e, nesse sentido, trazem muitos prejuízos para a saúde.

Uma das consequências mais danosas para o organismo, também advinda do estresse e da ansiedade, é a de que a pessoa passa a dormir mal, e isso tem desdobramentos terríveis na saúde. Muitos de nossos pacientes nos chegam com esse quadro, com problemas de insônia e tomando medicamentos há muito tempo sem obter resultados positivos. Hoje em dia, a polissonografia – exame que registra as amplas variações biofisiológicas que ocorrem durante o sono – demonstra claramente as alterações e os distúrbios do sono, que não são poucos e cuja frequência é alta. O sono reparador, profundo, em que a pessoa sonha, e se lembra do sonho, é muito raro nesses casos. E o curioso, para não dizer lamentável, é que quase nunca se pergunta isso a um paciente: "Quando foi que você sonhou pela última vez? O que você sonhou, de que você se lembra do seu sonho?". Nada disso, nos consultórios não se faz esse tipo de pergunta. Um psiquiatra talvez pergunte, para fazer a análise do sonho de seu paciente, mas como processo e sintoma, nada se pergunta e, portanto, nada se sabe do paciente nesse sentido.

O momento em que sonha é um dos mais importantes e reveladores da saúde do paciente. Saber se ele acorda descansado ou indisposto é fundamental para ter um quadro real e completo da vida e da saúde desse paciente. Contudo, isso raramente acontece, embora seja uma etapa crucial do que chamamos de anamnese, que é a entrevista feita pelo médico para que ele possa, com um mínimo de segurança, estabelecer corretamente o diagnóstico de uma doença ou patologia. Na anamnese, o médico busca relembrar com o paciente todos os eventos que possam se relacionar com os sintomas então apresentados. O sono, assim como o que esse paciente sente ao acordar, são momentos-chave nessa compreensão.

"Se eu puder, quero morrer como meu pai, que morreu dormindo"

Tenho um caso que gostaria de compartilhar com você e que ilustra bem tudo isso que venho falando. Trata-se de um paciente que nos marcou muito pela maneira como aqui chegou – um quadro violento de estresse, com todas as consequências visíveis. Logo na recepção ele já havia discutido com os recepcionistas, exigia uma série de atenções que não eram comuns de nossa dinâmica, havia gritado com alguns funcionários, enfim, sabíamos que seria um caso complicado, apesar de estarmos acostumados a receber pessoas alteradas – e temos de estar preparados para isso.

Depois de acomodado, como é de praxe em nosso atendimento, uma enfermeira convidou esse paciente para ir ao consultório fazer as avaliações médicas. A resposta dele: "Eu não vou.". E acrescentou dizendo para não tocar mais o telefone em seu quarto. Bem, o que fazer? Eu pedi então que nossa enfermeira entrasse em contato com ele, que batesse suavemente na porta de seu quarto – e não tocasse o telefone –, e perguntasse, em meu nome, se eu poderia lhe fazer uma visita – e não uma consulta. Resposta: "Se ele quiser, ele que suba aqui". Assim, bem seco. Então, fui até o quarto o dele, bati na porta e ele pediu que eu entrasse.

O paciente estava deitado, havia um cheiro forte de cigarro no quarto – era um fumante compulsivo, claro –, um tipo sanguíneo temperamental, tez vermelha, obeso, a barriga sempre para fora da cinta, realmente um quadro pouco animador. Perguntei a ele qual era seu objetivo ali. E ele: "Não tenho objetivo nenhum.", respondeu. "Eu vim aqui porque a minha família está me pedindo, está me enchendo, e também porque meu médico, aquele idiota, diz que eu tenho de vir, e é só por isso que estou aqui.". Perguntei a ele se estava sentindo alguma coisa, algum desconforto. E ele: "O meu médico diz que tenho uma alteração no coração, os exames estão aí, dentro da pasta, se o senhor quiser olhar.", respondeu sem se levantar e totalmente indiferente a mim. Eu disse que se a família estava pedindo para ele ir até ali, se o médico estava recomendando o mesmo, certamente era porque lhe queriam bem, queriam o bem dele. E ele, quase raivoso, disse: "Não, nada disso, minha família quer que eu morra, e quanto antes melhor. E vou lhe dizer, doutor, se eu morrer, vou deixar de incomodar muita gente, essa é a verdade. Se eu puder, quero morrer como meu pai, que morreu dormindo.".

Foi de fato chocante aquela expressão, não havia abertura para tentar alguma coisa, tentar mudar aquele sentimento. No fundo, todo aquele rancor, aquela animosidade, eram defesas, escudos. Ele, na verdade, estava sofrendo. O que eu precisava fazer era encontrar um meio de estabelecer algum contato, qualquer contato pelo qual pudesse ficar no mesmo plano que ele, compreender, contudo, alertá-lo para os riscos de sua decisão. Eu lhe disse que talvez ele não tivesse a sorte que o pai dele teve, talvez ele não fosse tão feliz quanto o pai dele foi, que morreu dormindo, sem dar trabalho a ninguém. De fato, frisei, seria muita sorte se isso acontecesse – note que os termos *sorte* e *felicidade*, aqui referidos como sinônimos de uma "boa morte", eram os meios que eu tinha para criar a empatia necessária para conversarmos, como se fossem as chaves para abrir o canal e sintonizarmos. E deu certo, ele começou a me ouvir. Disse que ele poderia ter um derrame, poderia ficar numa cadeira de rodas, ter alguma paralisia na face e ficar totalmente dependente para comer, tomar banho, para fazer suas necessidades. Pode não ser um quadro com expectativas muito promissoras, disse a ele.

Esse discurso lembra um pouco aquilo que mencionei no início deste livro, sobre as ferramentas que a Medicina oferece. Medo e terrorismo, nesse caso, foram eficazes. Eu havia apertado o botão vermelho. Ele ficou mudo, um longo instante de silêncio, ele certamente estava assustado. Nesse ínterim, eu com o estetoscópio e o esfigmomanômetro em mãos (aparelho de medir a pressão), pedi que me deixasse verificar-lhe a pressão. Ele deixou, eu medi, mas não disse a ele o resultado. Ele estava nitidamente curioso, porém, eu queria avançar um pouco mais. Pedi que abrisse a camisa para que eu pudesse auscultá-lo. E com isso ganhei mais espaço. Examinei o abdômen, auscultei o pulmão, pedi que se sentasse. E disse que de fato havia fatores de risco ali. Os exames confirmavam tudo, colesterol alterado, glicose descontrolada, hipertensão, estava tudo errado com ele. Começamos a conversar, ele, então, nitidamente interessado em saber o que estava errado com seu corpo, o que poderia acontecer.

Depois de certo tempo, eu disse que ia fazer uma programação para ele, que poderia seguir se quisesse. Contudo, acrescentei: "Se o senhor cumprir, há grandes chances de sair melhor daqui, de mudar esse quadro. Eu já vi casos muito piores que o seu, e as pessoas se recuperaram. O que o senhor acha?". O resultado disso foi que ele não deixou de cumprir nenhuma das etapas do programa. Ele parou de fumar, mudou seus hábitos alimentares, voltou depois ao Kur completamente transformado. E, por indicação dele, recebi muitos outros pacientes. Afinal, o relato de um indivíduo que tem a fama de ser chato e intolerante na própria família, e é assim reconhecido pelo próprio médico e por seus amigos, é precioso. A mudança era visível, ele nem precisava dizer nada, o próprio semblante mostrava isso.

Nem sempre lidamos com casos fáceis no Kur. E temos de estar preparados para que possamos sempre, como até aqui fizemos, propiciar o melhor para os nossos pacientes. Nosso grande desafio é justamente esse: mudar essas pessoas.

Como o estresse é algo normal (e, em até certo ponto, saudável para as pessoas) nunca falamos ou atuamos no intuito de "acabar" com o estresse, de forma nenhuma. Contudo, fica evidente, como mencionamos, que é possível controlá-lo. Assim, veja algumas orientações para lidar melhor com o estresse no dia a dia:

Orientações práticas

1) Sono da noite: evite estímulos duas horas antes de dormir e vá para a cama sem material de trabalho, televisão ou discussões. O sono é de fundamental importância para o ajuste de hormônios e neurotransmissores e ajuda para a qualidade do humor. Faça a si mesmo três rápidas perguntas: a) Acordo sempre cansado? b) Nunca sonho ou não lembro dos sonhos? c) Dizem que ronco ou acordo com meu próprio ronco? Se alguma dessas perguntas tiver resposta afirmativa,

possivelmente a qualidade do seu sono não está sendo tão adequada e você pode obter melhoras, além das medidas mencionadas, conversando com um profissional da saúde.

2) Sono do dia: realize sesta de até vinte minutos após o almoço. Isso pode ser feito em casa, ou até mesmo no escritório, se for viável. Avise as pessoas para não ser perturbado durante esse período.

3) Café sim, mas nem tanto: embora o efeito seja relacionado aos seus genes e, portanto, individual, prefiro recomendar consumir no máximo duas bebidas ou alimentos cafeinados por dia e sempre antes das 17 horas.

4) Reduza o consumo de álcool e pare com o tabagismo – seja de tabaco, charuto ou cachimbo – e outras drogas: embora muitas pessoas atribuam uma sensação tranquilizante ao uso dessas substâncias, todas elas têm um pseudoefeito de relaxamento, pois enganam o sistema nervoso central que, passados alguns segundos, minutos ou horas, reage com um rebote excitatório, o que aumenta significativamente o estresse.

5) Proteja a agenda: avise a secretária ou as pessoas do trabalho que do horário "X" ao "Y" você não se encontra disponível. Deixar claro que nesse período não só não estará na empresa, como também não estará disponível pelo celular (incluindo e-mails, canais de mensagens e redes sociais). Se você não deixar claro para as pessoas à sua volta que não estará à disposição, sempre será interrompido. A recomendação é que tenha pelo menos uma hora por dia para si mesmo (com atividades diversas que não sejam laborais) e uma hora por dia para atividade física.

6) Desfrute do tempo livre: mantenha esse tempo reservado para ser aproveitado da maneira como desejar. Pode ser lendo um livro (preferencialmente de áreas não relacionadas ao seu trabalho), assistin-

do a um filme (e segundo a literatura, os de comédia são os mais recomendados para a redução do cortisol), jogando (aqui, para as pessoas que trabalham ou utilizam muito o computador, não valem os jogos virtuais), plantando, cantando, dançando ou mesmo apenas exercendo o ócio. É fundamental que isso seja feito sem culpa, o que pode ser exercitado dia após dia.

7) Esteja presente de fato: exercite a atenção plena a pequenos e diversos períodos do dia. Por exemplo, quando estiver esperando o elevador, preste atenção absoluta à sua postura, à temperatura e à umidade do ar, à luminosidade à sua volta, ao andar em que o elevador está. Nesse momento, o exercício é ficar plenamente no presente, é um tempo para não pensar no que fez nem no que vai fazer.

8) Exercício físico: manter uma frequência de exercício físico regular ajuda a reduzir os níveis sanguíneos de cortisol.

9) Preste atenção à sua respiração. pense: como estou respirando? Essa pergunta já é, por si só, extremamente útil para fazer a correção de algum padrão respiratório disfuncional ou pouco saudável. Quando nos perguntamos, instantaneamente modificamos o padrão de respiração para melhor, deixando o tempo de inspiração e de expiração mais lentos e usando mais adequadamente o diafragma como condutor do ciclo respiratório, o que, na prática, identifica-se pelo aumento da expansão torácica, mas, especialmente, abdominal. Sugiro que faça essa pergunta a si mesmo várias vezes ao dia.

10) Relaxamento e meditação: mais adiante voltarei a falar disso, mas já antecipo que essas técnicas são fundamentais para a redução dos hormônios relacionados ao estresse e a melhora e estabilidade do afeto (humor).

Capítulo 4

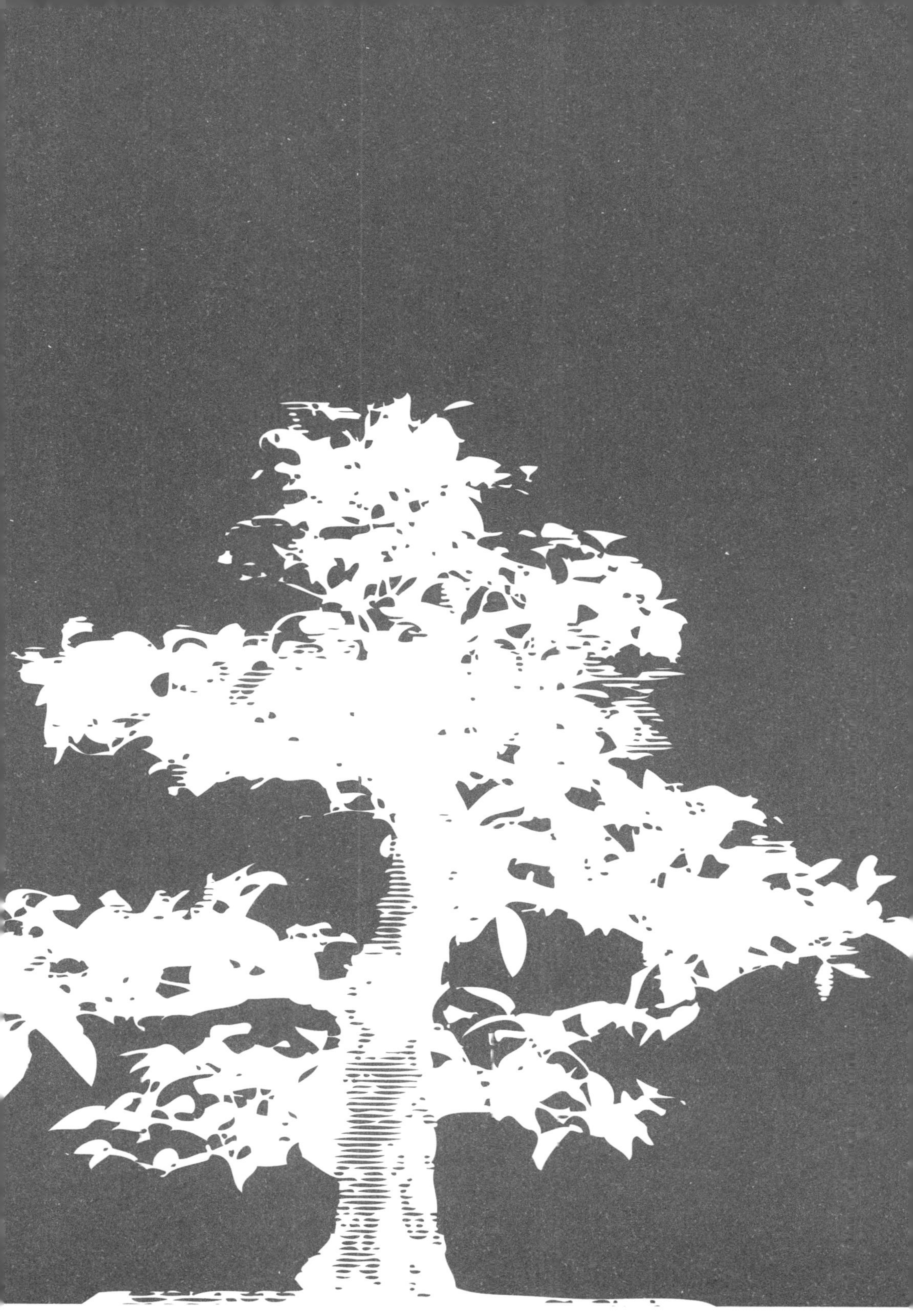

Como acabar com o vaivém de peso

A primeira coisa que precisamos compreender quando falamos de emagrecimento é que o sucesso de qualquer tentativa nesse sentido depende única e exclusivamente da pessoa, quer dizer, de quanto ela está comprometida em alcançar os resultados desejados. Isso significa que não existem fórmulas mágicas, dietas milagrosas, nada que possa, portanto, substituir o empenho pessoal nessa cruzada. É importante reforçar isso porque a imensa maioria das pessoas que não obtém sucesso em suas propostas ou seus planos de emagrecimento age exatamente assim: estão em busca de algo que seja capaz de fazer com que sua vida e seu corpo mudem da noite para o dia, a partir de uma receita mágica, de uma pílula prodigiosa, de um cardápio radical e exótico definido por um bruxo que vive no mundo da lua. Tudo o que se tem a fazer, nesses casos, é comer determinado conjunto de alimentos, numa certa quantidade, às vezes num recipiente específico, em horários predefinidos, durante determinado período de tempo. O resultado é, em 100% das vezes, um fracasso. Ou, o que é pior: a pessoa às vezes até chega a emagrecer, perde peso de fato, mas adquire, em contrapartida, uma série de complicações e consequências que debilitam seu organismo, com efeitos colaterais danosos e graves e, às vezes, perenes riscos para sua saúde.

Na maioria desses casos, o que vemos é que passada a euforia (e o aprisionamento gerado) pela dieta fulminante, a pessoa volta a ganhar tudo o que perdeu. E quando isso acontece, o ganho não vem apenas em forma de "quilos a mais", mas acompanhado da sensação de fracasso, além da angústia de não conseguir vencer um inimigo que se mostra imbatível.

Em nossa experiência, esses são relatos comuns. As pessoas se sentem física e moralmente enfraquecidas, sua autoestima despenca, e elas não veem perspectivas de mudança. Resumindo em uma palavra, essas pessoas *sofrem*, no mais amplo sentido do termo.

Como falamos no início deste capítulo, nenhuma mudança, de verdade, acontecerá se a pessoa não estiver comprometida com isso. Nada ocorre se ela não se empenhar verdadeiramente, de corpo e alma, para que essa mudança se concretize. Esse é um ponto fundamental, mas não é o único. Se estivéssemos falando de crianças, talvez fosse mais fácil, tendo em vista que elas, quando supervisionadas, tendem a obedecer, e justamente por saberem-se supervisionadas, nem se preocupam muito com isso e fazem o que lhes pedem, comem o que lhes damos para comer.

Um adulto é diferente, é um ser com vontade própria definida e consciente. Não podemos tutelá-lo o tempo todo. Daí ser fundamental sua participação e seu comprometimento. O primeiro passo para esse comprometimento, além de reconhecer o problema, é compreender o que se passa com seu corpo, e o que se está buscando, de fato, quando se fala em emagrecimento.

Há inúmeros estudos e provas científicas que atestam cabalmente as razões que levam uma pessoa a engordar – ou a emagrecer. Basicamente, podemos falar de algo bem simples, mas essencial: ingestão de alimentos além da necessidade, gasto calórico reduzido, tendências para acumular gorduras e dificuldade para queimar essas gorduras. Esses aspectos mais fáceis de ser percebidos desdobram-se em muitos outros não tão simples nem tão visíveis: problemas hormonais, genéticos, hereditários, ausência de alimentação balanceada, alcoolismo, açúcar em excesso, falta de exercícios físicos, angústia, ansiedade, falta de sentido na vida ou de um objetivo profissional, problemas familiares, distúrbios psíquicos, estresse, má qualidade do sono etc. Por sua vez, cada um desses aspectos se fundamenta em uma série de outros estudos e pesquisas, que formam a base para profundos tratamentos e programas sérios que têm por objetivo ajudar essas pessoas.

Afinal, não podemos olhar para o peso como uma questão isolada. Todos os aspectos da nossa vida trazem impactos que se manifestam física e emocionalmente.

O espelho e a balança: ilusões estéticas

O surpreendente desse cenário é que todo o arsenal de conhecimentos diversos se traduz, na linguagem leiga, em necessidade de perder peso. E a razão que motiva essa busca, na grande maioria das vezes, é estética. Diante de tal simplicidade, é fácil se apegar à crença de que o consumo diário de uma bandeja de salada será capaz de dar conta desse imenso problema, por exemplo. Ou de que uma dieta que se baseie em textos religiosos ou numa alimentação regida pela ordem das letras do alfabeto será suficiente para mudar a vida da pessoa. Bem, em certo sentido, isso acaba mudando alguma coisa, mas nunca o que, de fato, deveria ser mudado.

O primeiro diagnóstico que move uma pessoa nessas condições é ditado por uma balança – que, em conjunto com um espelho, sentencia: fora do peso ideal. Esse é um erro grave e tende a ser mais prejudicial na medida em que a pessoa passa a tomar decisões baseadas nesse pretenso diagnóstico, um engano terrível. O peso marcado na balança, por si só, não é capaz de definir quanto uma pessoa está acima ou abaixo de seu peso "ideal" – o peso definido pelo espelho, pela roupa que está ficando mais justa. E mais, o número de gramas que uma balança marca não é suficiente para apontar quão saudável ou não a pessoa está em relação àquele peso. É perfeitamente possível que uma pessoa apresente peso "saudável" (esteticamente saudável) ao subir em uma balança, e que, por isso, seja até mesmo considerada uma pessoa magra, mas que tenha um percentual alto de gordura em seu corpo por causa de um estilo de vida nada saudável, hábitos ruins, e até com pouca e má alimentação.

Temos um exemplo bem claro disso: se pegarmos determinado atleta, forte e robusto, e correlacionarmos sua altura pelo peso obtido na balança, poderemos dizer, segundo os números padronizados pelo cálculo do índice de massa corporal (IMC), que ele está com sobrepeso ou até mesmo que está obeso, quando, na realidade, esse atleta tem apenas 5% de gordura. É o que chamamos de "massa magra". Trata-se, portanto, de uma pessoa que está absolutamente dentro do normal – e é saudável.

Contudo, vamos a outro extremo: uma manequim ou uma modelo, aparentemente magra, como temos muitas vezes no nosso centro médico. Essa pessoa tem pouco peso, parece magra, mas está com excesso de gordura. Essa é a chamada "falsa massa magra". Qual é o caso preocupante? O do atleta que apresentaria "sobrepeso" ou o dessa modelo, aparentemente magra? Certamente é o da moça, que aparenta estar bem, que estruturalmente e até visualmente parece estar bem. Ou seja, não podemos nos deixar levar por estereótipos ou pelos padrões estéticos disseminados na mídia, nem mesmo apenas pela balança como medida única e verdadeira. A verdade é outra, e não é uma só!

A pergunta que certamente vai passar por sua cabeça agora, leitor, é exatamente esta: Como saber se uma pessoa está abaixo ou acima do seu peso ideal? A pergunta é pertinente, óbvio, mas lembre-se do que disse no final do parágrafo anterior: "A verdade é outra, e não é uma só". O que quero dizer é que não há, como se acreditava, um peso ideal padrão nem uma medida preestabelecida que possa ser enquadrada num formato de proporções matemáticas. Portanto, por exemplo, o famoso IMC, um dos mais usados, não é preciso e pode até mascarar alguns problemas. Como disse no caso do atleta e da modelo, com base apenas no IMC, jamais saberíamos o que de fato estava acontecendo com essas pessoas. Isso porque o índice se baseia apenas em uma relação entre altura e peso, sem levar em conta outras taxas relevantes, como a gordura corporal.

A questão é que não se pode olhar a pessoa apenas de uma perspectiva. Esta é a essência de nossa atuação: olhamos o indivíduo, sob todas as suas formas e expressões. E nesse caso não é diferente. Precisamos saber o que se passa com ele, precisamos saber como são suas relações, como é sua interação com a vida. Talvez você, leitor, se surpreenda, mas é fundamental conhecer o paciente, ouvir suas angústias, prestar atenção a suas emoções. Nosso primeiro passo para um tratamento adequado e sério é um diagnóstico completo, o que inclui entrevistas e avaliação geral com médico, psicólogo e nutricionista.

E no que tange especificamente ao percentual de gordura corporal, posso dizer para você, leitor, que, nessas três décadas, no Kurotel já usamos várias metodologias diferentes para medi-la. Criamos um equipamento para a pesagem dentro e fora da água, fizemos a plicometria, a antropometria, a bioimpedância. Finalmente, ficamos satisfeitos quando encontramos o modelo ideal para aferição. Esse, não deixa dúvida em relação à saúde, nem do atleta nem da modelo, citados acima, nem em relação à sua.

Avaliação "de peso"

Na atualidade, há recursos que nos permitem olhar por dentro de uma pessoa, conhecer todos os seus compartimentos corporais. Nesse sentido, usamos um método que é tido como "padrão-ouro" em Medicina, isto é, aquilo que há de mais avançado nessa área. Trata-se de um diagnóstico por imagem denominado Avaliação Corporal por DEXA (*Dual Energy X-Ray Absorptiometry*), uma espécie de "Raio-X da gordura", que nos permite saber exatamente se, por exemplo, aquela pessoa magrinha está ou não saudável. Esse exame é capaz de identificar e diferenciar com precisão a quantidade de gordura de uma pessoa, sua massa magra e o componente mineral ósseo, bem como a forma como esses itens estão distribuídos no organismo. E mais, indo além das percepções estéticas, esse exame identifica também se há predominância de gordura visceral ou subcutânea na pessoa, com a consequente avaliação de risco cardiovascular. O Kurotel foi a primeira clínica no Brasil a usar esse método.

Fazemos ainda uso de testes genéticos de propensão à obesidade, que é um sistema simples e rápido de coleta do material biológico da pessoa para a análise personalizada do perfil genético e da predisposição relacionada a doenças. Com esse exame, obtemos informações a respeito da predisposição do paciente à obesidade, permitindo-nos interferir no tratamento de forma diferente, oferecendo o alimento mais adequado para que o metabolismo do paciente tenha melhor desempenho. Também teremos informações relacionadas à eventual predisposição à intolerância à lactose, o que nos permitirá orientar o paciente quanto ao uso ou não do leite e de seus derivados. Ainda com esse exame será possível fazer uma análise de predisposição à doença celíaca, a qual nos permite conhecer a resposta do organismo quando em contato com glúten, proteína advinda de cereais como trigo, centeio, aveia e cevada.

No conjunto das informações, saberemos se o paciente responde melhor a uma dieta com mais ácidos graxos essenciais – tipo de "gordura" que nosso corpo não produz e que necessita ser adquirida na alimentação – do que a outras para poder emagrecer; se sua temperatura corporal será mais baixa ou mais elevada do que a de outra pessoa; se o paciente se beneficiará de um treino físico intensivo ou precisará de algo mais adaptado às suas necessidades. Todas essas análises e informações nos possibilitam a individualização do tratamento e, por consequência, maior eficácia nos resultados.

Depois de todos esses diagnósticos, o que inclui ainda avaliações fisioterapêuticas, dermatológicas e entrevistas com o educador físico, é traçado um plano em conjunto com o paciente, em que se definem, passo a passo, as estratégias para que se atinjam as metas de saúde propostas. Depois de duas semanas no Kurotel, o paciente poderá repetir seus exames e ver com clareza quanto de sua gordura foi reduzido e em quanto ele conseguiu aumentar sua massa magra. No momento em que deixa o Kurotel, ele recebe todo o apoio e as informações necessárias para dar continuidade ao tratamento. É um longo caminho, com resultados conquistados em todas as etapas. Nosso papel é dar suporte a esse paciente, disponibilizando todos os recursos para que ele atinja as metas definidas.

Reduzindo o peso muitas coisas também melhoram

Reduzir o peso é algo desejado por muitos e, de maneira geral, compreendido como uma atitude muito favorável para o bem-estar. Contudo, consequentemente, há ainda um "bônus" com uma série de indicadores de saúde que podem ser melhorados. Os benefícios da redução moderada de peso são, provavelmente, úteis para toda e qualquer situação de saúde. O International Obesity Taskforce (IOTF) evidenciou alguns importantes aspectos que podem ser melhorados e que estão elencados a seguir:

COMORBIDADE DA OBESIDADE	REDUÇÃO DE PESO	BENEFÍCIOS DA REDUÇÃO DE PESO
Mortalidade	10 kg	Queda de 20% na mortalidade total. Queda de 30% nas mortes relacionadas ao diabetes. Queda nas mortes por cânceres relacionados à obesidade.
Diabetes	10 kg	Queda de 50% na glicemia de jejum.
Pressão arterial	10 kg	Queda de 10 mmHg na pressão sistólica. Queda de 20 mmHg na pressão diastólica.
Gorduras no sangue	10 kg	Queda de 10 mg/dl no colesterol total. Queda de 15% no colesterol LDL (ruim). Queda de 30% nos triglicérides. Aumento de 7% no HDL colesterol (bom).
Índices de complicação	10% do peso corporal	Redução na agregação das hemácias. Melhora da capacidade fibrinolítica.

COMORBIDADE DA OBESIDADE	REDUÇÃO DE PESO	BENEFÍCIOS DA REDUÇÃO DE PESO
Outros	5 - 10 kg	Redução na dor lombar e nas articulações. Melhora das funções respiratórias. Redução da dispneia. Redução da frequência da apneia do sono.
Função ovariana	mais de 5% do peso corporal	Melhora da função ovariana.

Orientações práticas

Conforme mencionamos, um dos mais importantes aspectos quando se fala em emagrecimento é levar em consideração a individualidade bioquímica, ou seja, identificar o que é melhor para cada pessoa. Mesmo assim, existem algumas recomendações gerais e seguras que gostaria de explicar a seguir e que podem ajudá-lo a reduzir o peso de maneira saudável.

1) Não sentir fome: ao contrário do que muitas pessoas podem achar, o primeiro passo para fazer uma dieta e conseguir resultados favoráveis é não sentir fome! Sim, a sensação de fome não ajuda no emagrecimento, pelo contrário, atrapalha. Uma vez que ocorre a percepção de escassez e de que o organismo não está sendo abastecido com o que deseja, há redução do metabolismo corporal na tentativa de se preservar os tecidos. O cérebro não entende que o que se deseja é ficar com o corpo mais magro, ou se a pessoa quer entrar na roupa desejada para o casamento do filho! O cérebro reage buscando defender toda e qualquer célula do organismo, inclusive

os adipócitos (as células de gordura). Assim, se desejar emagrecer na velocidade saudável, não sinta fome!

2) Fracionar refeições: comer menos quantidade e mais vezes durante o dia. No Kur, servimos sete refeições ao longo do dia: café da manhã, lanche da manhã, almoço, dois lanches da tarde, jantar e ceia. Isso ajuda a reduzir a fome, equilibrar a carga glicêmica (quantidade de açúcar que chegará à corrente circulatória) e insulinêmica (quantidade de insulina que chegará ao sangue). Vale lembrar que a insulina é o hormônio que faz a metabolização do açúcar e, por isso, é extremamente importante para nós. Entretanto, é importante que seis níveis não aumentem muito, que não haja picos muito elevados na corrente circulatória. Isso porque é o hormônio mais anabolizante de todos. Em outras palavras: o que mais faz haver depósito de gordura corporal, especialmente se estiver desregulado. Assim, fracionar as refeições também é saudável para reduzir ou controlar o peso.

3) Aumentar alimentos sacietógenos, alimentos ricos em fibras que agem no sistema nervoso e estimulam a sensação de saciedade: existe um conceito que utilizamos no nosso trabalho que é a densidade calórica, isto é, a quantidade de calorias contidas em um quilo de alimento. Quanto menor densidade calórica, melhor. Um exemplo de alimento de baixa densidade seria brócolis, enquanto um exemplo de elevada densidade calórica seria um croissant de receita tradicional. O consumo de alimentos de baixa densidade calórica deve ser estimulado pelo fato de esses alimentos geralmente serem ricos em antioxidantes e também sacietógenos. Embora não seja uma regra, de modo geral, esses alimentos são fartos em fibras e água e, por isso, ficam mais tempo no estômago e menos tempo no trânsito intestinal. Um simples exemplo dentro desse quesito seria pensarmos em laranjas Se formos utilizar três laranjas para fazer um suco, supondo que cada laranja tenha 50 calorias, rapidamente 150 calorias serão consumidas, sem que haja a fibra

acompanhando o líquido. Isso faz com que o suco de laranja fique pouco tempo no estômago e a saciedade seja pequena. Entretanto, se essas três laranjas forem comidas, embora as mesmas 150 calorias sejam ingeridas, o tempo que essas frutas permanecerão no estômago será bem maior, terão maior quantidade de fibras e menor estímulo direto de insulina, além de proporcionarem sensação de maior saciedade. Baixa densidade calórica sempre deve ser estimulada, alta densidade deve ser evitada, com algumas exceções.

4) Boas gorduras: exceção à regra da densidade calórica. Aumentar o consumo de ácidos graxos poli-insaturados (como o Ômega 3) aumenta a sensibilidade da insulina, o que ajuda a manter o peso saudável e evitar o diabetes, segundo o *The New England Journal of Medicine*.

5) Fibras, fibras, fibras: uma das razões que justificam tanta obesidade no mundo é a falta de fibras na dieta da população. O recomendável para reduzir e manter o peso saudável é ingerir pelo menos 30 gramas por dia, de acordo com a Associação Americana de Cardiologia (American Heart Association). As pessoas têm ingerido, em média, apenas metade dessa quantidade! No Kurotel, a dieta é rica em fibras solúveis e insolúveis.

6) Menos sal + menos gordura corporal = menos peso + melhor coração: o emagrecimento traz benefícios inclusive para a pressão arterial. Estima-se que uma dieta com baixo teor de sódio, grande quantidade de frutas, vegetais e fibra e com controle de gorduras reduza em 11,4 mmHg a pressão em hipertensos, de acordo com trabalho publicado no *The Journal of Clinical Hypertension*. Além disso, o International Journal of Obesity and Related Metabolic Disorders, que é o jornal da associação mundial para estudos da obesidade, evidenciou que a redução do percentual de gordura corporal diminui as chances de todas as causas de mortalidade.

7) Jantar da maneira correta faz diferença: ultimamente muito se fala em não comer carboidratos à noite. É verdade que o hormônio do crescimento é naturalmente enviado à corrente circulatória durante a noite. Esse hormônio, além de fazer o que o próprio nome já diz em crianças e adolescentes, no adulto, segue com a função de aumentar masssa magra e reduzir massa gordurosa. Entretanto, se houver a ingestão de açúcares, sejam eles advindos do conhecido açúcar branco da cana, mascavo ou mel, ou ainda, escondidos em pães, massas, biscoitos e arroz branco, haverá produção importante da insulina. Esse hormônio, além das ações que já comentamos, inibe ou reduz a produção de GH, o hormônio do crescimento, o que atrapalharia o processo de emagrecimento. Assim, cortar carboidratos simples é bastante indicado. Contudo, não se esqueça, legumes ou verduras também são carboidratos, porém, complexos e, portanto, podem ser incluídos em um jantar saudável por não elevarem significativamente a insulina, em especial se forem consumidos de forma *raw* (crua) ou pouco cozidos.

8) Nutrientes acima de tudo: mais do que contar calorias para emagrecer é preciso consumir nutrientes! Já vimos que contagem de calorias pode ser um parâmetro para uma dieta cujo foco é emagrecer, mas está longe de ser o método mais completo ou o mais eficiente! Poderia aqui citar inúmeros exemplos, mas comentarei apenas alguns. Precisamos ter, por exemplo, uma quantidade significativa de nutrientes circulantes que atuem na metabolização dos açúcares e das gorduras, como zinco, cromo, selênio (fundamental para produção natural dos hormônios da tireoide), vitamina D, entre outros. Para ficar mais claro, pense na seguinte situação: um bombom de leite condensado que contém 200 calorias tem o mesmo valor calórico que oito castanhas-do-pará. O mesmo número de calorias, mas qual deles teria maior valor nutricional, maior quantidade de antioxidantes – entre os quais vitamina E e selênio –, ácidos graxos de boa qualidade e ajudaria mais no processo metabólico saudável?

Não é difícil encontrar a resposta. Outros ingredientes também são notáveis quando a questão é controle do peso. Níveis de vitamina D no sangue predizem potencial de redução de peso, possivelmente ao efeito do metabolismo do adipócito, como mostra um trabalho da Universidade de Minnesota. Da mesma maneira, um trabalho realizado no Kurotel e apresentado no Congresso Brasileiro de Nutrologia, da Associação Brasileira de Nutrologia (Abran), de 2011, mostrou que os níveis de vitamina D são inversamente proporcionais ao índice de massa corporal. Além disso, identificamos que dois terços dos nossos clientes chegam com níveis de vitamina D considerados insuficientes e, portanto, é essencial que se corrija.

9) Exercício físico agendado: fazer dieta e não fazer exercício é como aquecer uma casa com as janelas abertas. Parece que estamos fazendo algo positivo, mas esse esforço não se converterá em saúde a todo vigor; é um desperdício. Cuidar da dieta para emagrecer e não se exercitar dá ao corpo a ideia de que não há necessidade de preservar ou aumentar músculo, haverá perda de massa muscular. Se, ao contrário, existir a informação para a fibra muscular de que ela está sendo recrutada e necessária, por meio da demanda (exercícios aeróbicos e anaeróbicos), haverá ganho de massa magra, o que promete aumento do metabolismo e redução de peso corporal. Mais do que isso, a musculação é importante também para diminuir a propensão ao diabetes. O Departamento de Saúde Pública de Harvard mostrou que homens que fazem treinamento com peso durante trinta minutos diários, cinco vezes por semana, podem reduzir riscos de diabetes em 34%. É importante lembrar que fazer exercício físico três vezes por semana, é, na prática, muito diferente do que fazer exercício físico segundas, quartas e sextas feiras, das 7 às 8 horas da manhã. Quero dizer que ter o compromisso e o comprometimento com horários preestabelecidos, local e, talvez, mais pessoas envolvidas torna essa situação totalmente diferente. Isso porque o exercício não ocorre se não houver um

planejamento e, principalmente, um tempo reservado e disponível para que ele aconteça. Assim, é fundamental que você reveja como estão esses aspectos da sua vida.

10) "Pensar e agir magro": agora que você já compreendeu o papel fundamental da alimentação somado ao do exercício físico para o processo de emagrecimento, saiba que o resultado de sucesso do cuidado com o peso só poderá ser mantido uma vez que haja mudança na maneira de pensar e de se comportar diante da comida. Tão importante quanto chegar à meta é seguir nela. Essas técnicas já foram descritas pela psicóloga norte-americana Judith Beck, filha de Aaron Beck, considerado um dos pais da terapia cognitiva. No Kurotel, trabalhamos com essas técnicas somadas a outras baseadas na observação dos pacientes durante essas décadas de trabalho. Esse conjunto de técnicas pode ser extremamente útil quando se fala em redução do peso, alteração da relação com o alimento e o próprio corpo e, acima de tudo, a manutenção do resultado. Um exemplo disso é você se fazer perguntas para tornar seu hábito mais saudável. Procure exercitar as mais importantes diariamente, de maneira resumida e simplificada. Veja a seguir quais são elas.

A. Estou com fome ou estou com desejo de comer? Note que a primeira é uma reação fisiológica em que há a sensação corporal compatível, normalmente um discreto sinal no estômago. Enquanto a segunda é fruto de hábito ou estímulo, como assistir a uma propaganda que contenha a comida desejada ou ter na memória o prazer de um alimento em especial, normalmente uma guloseima. Se for fome, de fato, procure se alimentar. Se não, faça o próximo questionamento.

B. É preciso comer alimento agora ou poderia ser depois? Se for possível postergar, melhor.

C. Este alimento é bom para mim? A resposta possivelmente tem relação com os pontos que tratamos acima.

D. Como está o nível de consciência do meu comer? Fazer-se essa pergunta ajuda a centrar a atenção no processo da alimentação, desde as percepções que envolvem todos os órgãos do sentido, a velocidade da mastigação e a promover mais qualidade no seu modo de se alimentar.

Em um primeiro momento é possível que essas perguntas precisem ser recordadas constantemente. Bilhetes, cartões e lembretes podem ser úteis. Com o passar dos dias, exercitando-se cerca de três vezes ao dia, aproximadamente na terceira semana essa sequência tende a ocorrer de maneira mais suave e natural, pois estará incorporada à rotina. Esteja certo de que, para ser uma pessoa magra e saudável e acabar com o "vaivém de peso", é fundamental passar por todos esses processos. Incorpore essas perguntas ao seu dia a dia e sinta a diferença!

Capítulo 5

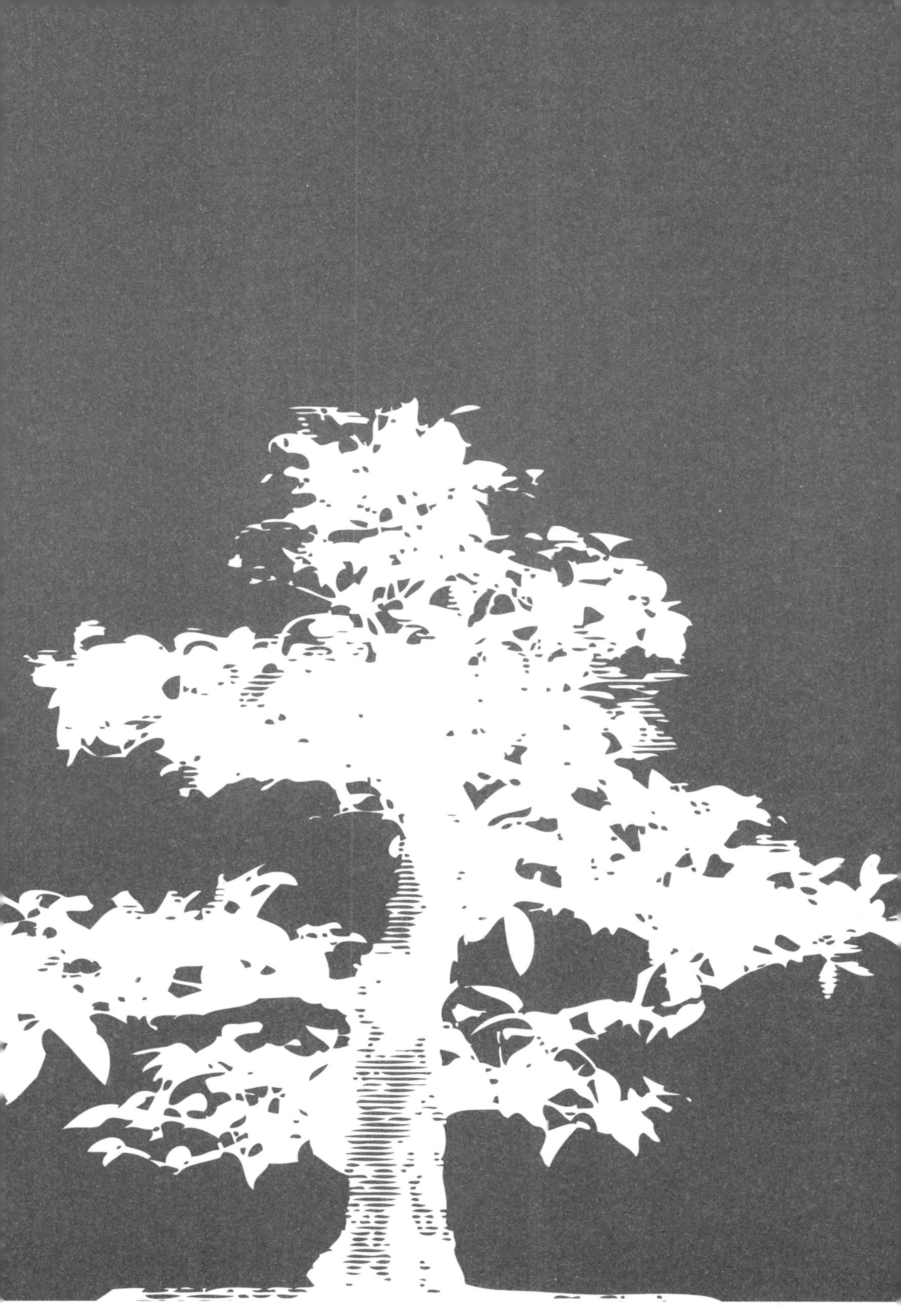

Dor: o caminhante invisível

Dor é um fenômeno de percepção. Uma martelada no dedo de um marceneiro ou de um pedreiro, por exemplo, tem efeito quase nulo em termos de choque ou trauma. Ele às vezes chega a perder uma unha por causa dessa pancada, mas sua percepção em relação a essa dor é muito pequena Não quer dizer que ele não sinta dor, apenas que sua capacidade de conviver com essa dor é muito maior, por exemplo, que a capacidade de uma pessoa não habituada a esses tipos de tarefas. Uma martelada no dedo de, por exemplo, um professor que faz as vezes de um pedreiro é um caso sério, ele grita, se contorce, pode ir parar num pronto-socorro. A pancada nessa pessoa pode até ter sido com uma intensidade menor que a pancada do pedreiro, mas a dor no professor ganha um contorno dramático.

A dor, muitas vezes, é uma forma de defesa do organismo, um sinal de que algo pode não estar bem, ou o contrário. Lembro-me de que quando trabalhava em UTI, para identificar se um paciente estava saindo de um coma e identificar o seu nível, nós fazíamos um teste muito simples: fechávamos o punho e esfregávamos as articulações interfalangeanas no osso esterno desse paciente. Se o paciente franzia o rosto, por causa da dor, isso era um bom sinal, as coisas estavam melhorando. Do contrário, se ele não reagisse, o prognóstico costumava ser ruim. Outro exemplo: no caso de uma pessoa diabética, um de seus medos é sofrer um enfarte silencioso, isto é, sem dor, porque a pessoa que sofre de diabetes tem uma neuropatia que altera a sensibilidade de seus nervos, e isso diminui a captação do sinal da dor.

De modo geral, a dor é um alerta – quase sempre de que algo não está bem. Ela também faz parte, como etapa, da síndrome que caracteriza os processos inflamatórios: calor, edema, rubor e dor, e com isso a alteração da função. É o que nos ajuda a reconhecer se existe alguma víscera ou algum órgão ou outro tecido em estágio de comprometimento por causa de alguma inflamação. O que significa dizer que nem sempre não ter dor é algo bom. E há ainda um detalhe, em certos casos, a dor mais forte não se associa, necessariamente, a uma patologia mais grave. Por exemplo, a pessoa que tem um câncer de intestino só sentirá dor quando a doença atingir o peritônio, num estado bem avançado. E, no entanto, uma pessoa com cálculo renal (pedra no rim) sofre com uma das piores dores que se conhece – a cólica renal. Portanto, a dor também pode ser mascarada.

Existem inúmeros estudos e pesquisas que falam das diferentes formas de cefaleia. Atualmente, já foram classificados 175 tipos diferentes. As dores de cabeça podem ser divididas em três grandes categorias: 1) do tipo tensional (a mais comum, relacionada à contratura muscular); 2) do tipo medicamentosa (gerada por excesso de remédios como analgésicos); e 3) a enxaqueca (recorrente para cerca de 16% da população brasileira, com forte intensidade, podendo causar náuseas, vômitos e irritabilidade ao som e à luz). Ao contrário do que muitas pessoas acham, o cérebro em si não sente dor. As dores de cabeça acontecem por acometimentos de estruturas relacionadas a ele.

O cérebro é capaz de identificar dor e desconforto em qualquer região do corpo, menos nele mesmo. Veja-se o incrível caso do operário Eduardo Mendes, de 24 anos, que em agosto de 2012 teve a cabeça perfurada por um vergalhão de ferro de dois metros de comprimento. A barra transfixou-se, entrando pelo lado do crânio e saindo pela região entre os olhos. E o operário sobreviveu, sem nenhuma sequela. Pode parecer bizarro, entretanto, para se ter ideia, muitas vezes o cérebro é operado com a pessoa acordada. E isso não é algo novo. A trepanação, por exemplo, é uma das mais antigas práticas cirúrgicas que existe, e ainda hoje usada em alguns rituais tribais. Consiste em perfurar o crânio, com o intuito de tratar de crises psicóticas, ou, em algumas cerimônias religiosas, para "retirar o espírito" de uma pessoa supostamente possuída. A questão das correspondências é outro problema nesse campo. Nem sempre a dor que se sente se associa a problemas no local em que ela é sentida. Como disse, a dor é uma sensação que se sujeita à percepção de cada indivíduo, até mesmo em termos de intensidade. Daí a importância da indagação clínica, da anamnese (em que o paciente relata todos os sintomas, desde o início da ocorrência), porque precisamos saber como a pessoa percebe essa dor, o que significa para ela – que é o que está por trás daquelas indagações em que o médico pede à pessoa que qualifique sua dor, de zero a dez, sendo o dez o ponto mais intenso, para aquele indivíduo, daquela dor. Buscam-se parâmetros para situarmos a dor, por isso, precisamos saber qual o seu caráter, se é uma dor fincada, aguda, se é um aperto, se tem ardência, se é transfixante, quando ela começa, se dói quando a pessoa caminha, se dói quando a pessoa se deita, enfim, como a pessoa sente a dor. De maneira geral, a dor é o principal sintoma que move as pessoas a procurar um recurso médico.

A dor certamente não é um aspecto que contribui para um quadro de qualidade de vida. É, na verdade, uma das sensações mais desconfortáveis que afeta o ser humano. A pessoa, dependendo do caso, pode até conviver com algum tipo de dor, mas isso com toda a certeza afetará seu humor, sua disposição e até mesmo o modo como olha e sente o mundo e a vida.

Em minha longa experiência como médico, sei quanto uma pessoa sofre. A dor é um fenômeno multidimensional e envolve fatores físico-sensoriais e aspectos emocionais. Pode ser leve ou excruciante, crônica ou passageira, pode resultar da estimulação de um nervo em decorrência de lesão, doença ou distúrbio emocional. O diagnóstico nem sempre é claro ou preciso, por isso, exige profunda investigação.

Quando a causa da dor é identificada, o tratamento tende a ser mais objetivo e, tudo correndo bem, é possível eliminá-la. Contudo, muito mais complexos – e infelizmente mais comuns do que desejaríamos – são os casos em que não identificamos facilmente suas causas, algo que ocorre quando a dor, que, nesses casos, é crônica, migra por todo o corpo da pessoa. É com muita frequência que recebemos pacientes com o diagnóstico de fibromialgia, uma síndrome dolorosa que engloba uma série de manifestações clínicas como dor, fadiga, indisposição, cefaleia, distúrbios do sono, falta de memória etc. O principal sintoma, a dor fibromiálgica, tem por característica migrar por vários pontos do corpo, especialmente tendões e articulações. Essa patologia está vinculada ao funcionamento do sistema nervoso central, e atinge, na maioria dos casos, mulheres entre 25 e 50 anos.

É uma dor de difícil diagnóstico, pois muitas dessas dores são "apenas" reflexos de outras. A subjetividade dessa dor, os componentes emocionais envolvidos e a falta de compreensão da Medicina, até há pouco tempo, contribuíram muito para aumentar a dificuldade do diagnóstico. A fibromialgia era considerada apenas como um diagnóstico de exclusão – ou seja, um campo em que se define aquilo que não se conhece. O que nos salva hoje – na verdade, há mais de vinte anos no Kurotel – é o teste da termografia, do qual falarei mais adiante, pois com ele é possível ver e mostrar a dor para o paciente.

A fibromialgia é o tipo de doença que apresenta aquilo que chamamos de sinais patognomônicos, isto é, características exclusivas, que só se encontram nela. Para curar a fibromialgia, temos de tratar, sempre e de maneira sistêmica, do sistema nervoso central da pessoa, não importa onde a dor esteja. Isso é diferente, por exemplo, do caso de uma pessoa com dor nas costas, quando necessariamente temos de cuidar de sua coluna.

De maneira geral, os pacientes que sofrem de fibromialgia apresentam também o distúrbio da termorregulação, isto é, o organismo desses pacientes não consegue impedir a perda de calor para o ambiente, ou seja, são pessoas que também têm pouca tolerância ao frio. Embora não se conheça ainda a causa dessa doença, sabe-se que ela está relacionada a desequilíbrios nos níveis de alguns neurotransmissores do cérebro, como a serotonina e a endorfina, além de outros desequilíbrios hormonais, tensão e estresse. Quando isso ocorre, o tálamo, que funciona como um centro de dor do organismo, fica mais ativo que o normal, aumentando a sensibilidade do paciente à dor.

O calor como diagnóstico

Por não provocar inflamações nem deformidades, são comuns os equívocos na identificação dessa doença. Muitas pessoas que chegaram ao Kurotel dizendo-se fibromiálgicas na verdade não o eram. Essas pessoas apresentavam, em boa parte dos casos, mialgias, dores musculares e fadigas, que eram efeitos colaterais causados pelo uso de estatinas – fármacos usados para reduzir o colesterol. Há, enfim, uma série de falsos diagnósticos, os quais engendram tratamentos equivocados. No Kur, o que nos ajuda muito nesse diagnóstico é o uso da termografia – ou termometria –, que nos permite separar o joio do trigo. A termografia é um exame de imagem que detecta diferentes níveis de calor no organismo, sendo capaz de identificar qualquer processo inflamatório.

Com a termografia, podemos perceber a presença de alterações vasomotoras nas mesmas áreas de projeção da dor. Os diversos estudos e as pesquisas a respeito das aplicações desse exame têm definido o papel da termografia na prática médica, tornando-a de grande valor no estudo da dor, especialmente na documentação por imagem das alterações vasomotoras envolvidas.

O exame é um dos métodos mais modernos de diagnóstico por imagem digital. Por meio dele é possível detectar inúmeras doenças, algumas até não identificadas por outros métodos, e de modo muito precoce. Por sua avaliação de alterações funcionais, a termografia pode assinalar doenças em desenvolvimento mais cedo que os exames anatômicos e outros exames de imagens, como a radiografia e a ecografia. E, por sua capacidade de identificar a origem de uma alteração funcional, torna-se extremamente útil em diagnóstico, tratamento e monitoramento de doenças como câncer, processos inflamatórios, disfunções vasculares e lesões neuro-músculoesqueléticas. É ainda útil pela capacidade de identificar a origem da dor.

A termografia mede diferenças de temperatura no corpo. Para efeitos de referência, usamos por definição, como eixo, a temperatura basal, que é a obtida com o corpo plenamente em repouso. O calor detectado acima dessa temperatura chamamos de hipertermia, e abaixo dela, hipotermia. De maneira simplificada e generalista, posso dizer que a hipertermia normalmente ocorre nos processos agudos, como sinusites, mialgias, artrites e em todos os processos que conduzem ao aumento de calor naquela região. Já as hipotermias podem ocorrer nos processos degenerativos crônicos, como artroses, câncer, isquemia etc. Imagine, desse modo, quanto de informação esse exame é capaz de nos dar!

Esse exame tem pré-requisitos para ser feito. Deve ser realizado pela manhã e a pessoa não pode estar usando cosméticos, cremes nem hidratantes na pele, não pode ter feito exercícios antes, nada, para não mascarar os resultados. A sala em que é praticado o exame é totalmente isolada, porque o equipamento, além de muito preciso, é bastante sensível. Só para dar ideia disso, lembro-me de que logo que adquirimos o equipamento e começamos a fazer os primeiros testes internos com o nosso pessoal, algo muito estanho aconteceu: em todos os registros feitos, o teste apontou hipertermia na região do tórax de todos os examinados. Começamos a ficar preocupados, aquilo era estranho, e chegamos a pensar que pudesse ser um defeito do equipamento. Na verdade, era outra coisa. É que atrás do equipamento, dentro de uma parede próxima onde ele estava provisoriamente instalado, passava um cano com água quente, e isso era detectado como foco de calor, o qual era repassado ao resultado. O curioso é que, se tocássemos a parede, ela não estava aquecida, mas o calor era detectado pelo equipamento.

No Kurotel, pioneiro no uso da termografia no Brasil, é possível fazer o exame e imediatamente intervir nos focos de possíveis alterações. Nesses casos, a equipe transdisciplinar iniciará o tratamento com vistas a aliviar os sinais e os sintomas apresentados, através da melhora do sono, adequação da nutrição, melhora da funcionalidade de músculos, articulações e ossos, e do controle persistente da dor.

Além disso, muitos outros exames físicos são feitos quando o paciente chega ao Kurotel. E isso é fundamental para que possamos ter uma leitura precisa do que está acontecendo com o paciente e qual será o melhor método para ajudá-lo. Dentro da própria acupuntura – indo além dos inúmeros exames fisioterápicos – temos uma fase de diagnóstico, que antecede a parte do tratamento, muito importante, e que permite ao médico acupunturista identificar, com uma agulha, em que regiões da coluna e em quais vértebras existem torsão e distorção, de acordo com a sensibilidade do paciente.

Nesses diagnósticos podemos encontrar e prevenir muitas coisas. No tocante à fisioterapia, há casos em que o paciente sequer está reclamando de dor, mas num exame descobre-se certa limitação para alguns movimentos. O fisioterapeuta identifica a falta de amplitude para certos deslocamentos, a pessoa está "encurtada", como se diz, e não sabia disso. Será preciso trabalhar preventivamente determinado grupo de músculos e articulações, pois, se naquele momento a pessoa não está se queixando, no futuro, ela, sem dúvida, estará, ficando ainda mais limitada em seus passeios e suas caminhadas.

Outro importante exame que fazemos é o da baropodometria. Trata-se de um teste feito com equipamento de alta tecnologia que nos possibilita analisar, a partir das pressões na planta do pé, alterações biomecânicas na forma como o paciente pisa e caminha e, consequentemente, quanto sua postura está ou não adequada. Para citar uma metáfora, assim como se faz o alinhamento dos pneus de um carro, com a baropodometria podemos fazer o alinhamento do corpo. Se um carro está desalinhado, ele consome mais combustível, há desvios de direção, o volante "puxa" ou para a direita ou para a esquerda, o carro se desestabiliza com facilidade, sem falar no desgaste de outras peças que esse problema acarreta. Com o corpo humano ocorre o mesmo, sendo a baropodometria responsável pelo balanceamento e pela geometria do corpo. Lembro-me de um paciente que, ao fazer esse exame, surpreendeu-se ao encontrar em seu corpo um desvio de lateralidade de 10%. Ao analisarmos esse dado, o paciente nos relatou um acidente em sua infância, a fratura de um dedo no pé que não foi devidamente tratada. Essa incorreção acabou gerando dois pontos de apoio no pé desse paciente – em vez de um –, o que causava esse desvio. Como o corpo sempre tende a compensar, esse paciente não se sentiu incomodado por esse desvio, mas o simples fato de obter essa informação nos permitiu trabalhar antecipadamente uma série de ajustes que poderiam beneficiar seus movimentos e aumentar seu equilíbrio, um terrível problema para pessoas idosas que, em determinado momento, começam a tropeçar e cair com frequência em obstáculos banais, com riscos graves de fratura. Daí a importância da prevenção de quedas.

Indo além do rótulo da dor

O fibromiálgico, porém, sofre ainda mais. Como ele sente cronicamente a dor, e essa dor muda o tempo todo de lugar, ele acaba sendo rotulado pela própria família como uma pessoa hipocondríaca, ou maníaca por doença. Ele vai de médico em médico tentando resolver o problema, e, como não se enxerga a dor, uma vez que é subjetiva, o diagnóstico preciso é muito difícil de ser feito nessas condições. A "felicidade" suprema para esse indivíduo acontece quando ele encontra alguém, um médico, que lhe diz que ele é fibromiálgico. Isso é importante porque ele, finalmente, consegue dar nome a essa(s) dor(es). Ele mostra isso para a família, para os amigos, e agora tem de fato uma doença – e não um rótulo.

Embora as causas da fibromialgia não sejam conhecidas ainda, como disse, há indícios do que ocorre nesse processo. Os alimentos, por exemplo, têm influência nessa doença. Nós fazemos diversos exames para medir ou identificar a (in)tolerância do paciente a certos grupos de alimentos. Se identificamos um elemento ou nutriente ao qual o paciente tem alguma intolerância, podemos suprimi-lo de sua alimentação e, assim, ajudar o paciente no tratamento. Pois se a pessoa consome com frequência alimentos para os quais ela não tem enzimas suficientes para digeri-los, isso certamente dificultará o funcionamento do seu metabolismo, e até a própria redução de peso. Temos registros aqui, por exemplo, de vários casos de pessoas com dores crônicas que se relacionam ao consumo de glúten.

Outro exemplo são as chamadas doenças autoimunes – uma condição que ocorre quando o sistema imunológico ataca e destrói "por engano" tecidos saudáveis do corpo. Como existem mais de oitenta tipos de doenças autoimunes, elas fazem parte do maior grupo de dores crônicas relacionadas à intolerância a certos tipos de alimento. Os estudos nessa área são recentes, mas já se reconhece, na Medicina, especialmente no campo da reumatologia, esses impactos.

Apesar disso, os diagnósticos não são fáceis, ou melhor, são restritos ou localizados, porque, como enfatizamos no início, quase nunca se olha o indivíduo por inteiro, a não ser naquilo que se apresenta superficialmente como problemático. Por exemplo, as alergias na pele são facilmente identificadas, assim como as alergias no trato respiratório superior, rinites, sinusites, coceira nos olhos, ouvidos, ou no trato respiratório inferior, traqueítes, bronquites, asma, enfim, são reações facilmente perceptíveis. Contudo, o que pouco se fala é que as alergias – ou seus sintomas – podem ter origem nos intestinos. E poucos são os que chegam a esse nível de investigação. A razão é que até poucos anos atrás, o tubo digestivo, o intestino grosso, era tido como mero "depósito dos lixos do organismo". Posteriormente, com novos estudos e recursos tecnológicos, reconheceu-se que o intestino não era um simples tubo de PVC. O intestino tem funções dinâmicas e é capaz de absorver e secretar, por meio de sua vilosidade (dobras da sua parede interna, cuja função é aumentar a superfície de absorção de nutrientes advindos do processo digestivo). Esses nutrientes cruzam a parede do intestino e são despejados no sangue, de onde vão para todas as células do organismo. Ou seja, o intestino funciona como uma barreira seletiva muito importante para todo o organismo. E o que pode acontecer com ela? Com o uso crônico de alguns anti-inflamatórios e antibióticos, com o tempo, acaba-se destruindo ou danificando essa barreira seletiva – que é característica natural do intestino. Quando isso acontece, algumas coisas que não deveriam entrar acabam entrando, como certas macromoléculas, que conseguem, posteriormente, percorrer a corrente circulatória, causando alterações em vários órgãos. Isso gera diversos desequilíbrios, o sistema imunológico é alterado – daí a origem de muitas doenças autoimunes, problemas de pele, sinusites, rinites, dor de cabeça etc. Temos muitos casos no Kurotel em que a mera supressão de lácteos, por exemplo, resolve por completo alguns problemas de sinusite.

A parte não responde pelo todo – é preciso olhar o todo

Se tivermos uma visão geral da pessoa, do indivíduo, esses fatos não nos passarão despercebidos. Certas reações, alguns sintomas, por nossa experiência, são sinalizadores de que algo pode não estar bem. Se estamos prestando atenção à pessoa, vamos olhá-la profundamente, em todos os seus aspectos, realizaremos exames mais completos e, também, afastaremos o conformismo com resultados simples, que até podem momentaneamente explicar alguns inconvenientes pontuais, mas que não justificariam certos distúrbios ao longo do tempo. A essência de todas as nossas crenças converge para isso, para essa visão global, holística, da pessoa, do paciente. Esse tipo de diagnóstico só é possível se eu olhar o indivíduo indo além de sua superfície. Nesses casos que mencionei, impressiona a quantidade de pacientes que chegaram ao Kurotel e que haviam sido bombardeados por anti-histamínicos (fármacos usados no combate a alergias), anti-inflamatórios e, às vezes, até por cortisonas para tratar de problemas que se revelaram oriundos do intestino.

Se, por outro lado, a visão for restrita, marcada apenas pela especialidade, as alternativas são pouquíssimas, e, por decorrência, a eficácia no tratamento é drasticamente reduzida. Ora, se o médico não dispõe de muitas alternativas e sua visão é parcial, porque restrita ou específica, ele acaba tratando todos os seus pacientes quase do mesmo jeito. Nós nos opomos a isso, simplesmente porque as pessoas são diferentes umas das outras, assim como o que cada uma sente tem a ver com o próprio histórico de manifestações. Cuidar de pessoas, que é o que fazemos no Kurotel, exige conhecê-las tanto física quanto emocionalmente.

Posso dizer que o sucesso do Kurotel não se deve ao uso desta ou daquela técnica. Nosso sucesso vem do conjunto de técnicas e ferramentas que usamos, às quais se juntam nossas crenças, nosso corpo médico, a pluralidade de conhecimentos e práticas, tudo usado com o intuito de proporcionar bem-estar, prevenção e saúde aos nossos clientes. Por exemplo, todos os nossos fisioterapeutas que trabalham no tratamento de fibromialgia – e eles são absolutamente necessários nesses casos – são também especialistas em osteopatia, o que nos permite ter uma leitura muito diferente da visão convencional. Claro que não dispensamos o uso de equipamentos, mas com a osteopatia é possível ir além da doença e pensar a pessoa. Sem intervenções cirúrgicas e sem o uso de fármacos, a osteopatia trabalha o sistema de músculos, ossos e articulações, especialmente coluna e vísceras, cujos distúrbios se refletem no corpo do paciente. Ao propiciar o estímulo correto ou adequado, ela ajuda todo o sistema musculoesquelético a se (re)organizar. O impacto do tratamento é fabuloso, e potencializa-se, com o uso de outras técnicas adotadas no Kurotel, para o bem-estar geral do paciente.

Além da osteopatia, usamos também a acupuntura médica, que funciona muito bem nos tratamentos de dor e em outros distúrbios. Trabalhamos no Kur tanto com a visão da Medicina tradicional chinesa, que deu origem à acupuntura, quanto com a visão neurológica e contemporânea. Essa integração, estou certo disso, é o que mais contribui para a eficácia do tratamento, pois é uma integração que não se restringe apenas à associação de técnicas, mas sobretudo de conhecimentos e profissionais. Temos casos em que o fisioterapeuta atua em conjunto com o acupunturista, na mesma sala de atendimento, quer dizer, eles conversam, trocam impressões, estão próximos, e isso facilita tudo, torna tudo, na verdade, mais eficaz. Porque uma coisa é um paciente ir a um consultório com uma indicação de outro médico; outra é o próprio médico desse paciente dizer, pessoalmente, a um colega o que precisa ser feito ou recomendar algum procedimento.

Aliás, esse é um ponto que vale a pena ressaltar. Tanto a acupuntura como a fisioterapia, de maneira geral, ou a própria osteopatia, e tantas outras técnicas e procedimentos, por si, são excelentes, não há dúvida disso. Contudo, o que torna cada uma delas adequada é justamente sua integração com as demais. Nem sempre é necessário passar por todas as técnicas, porém, o que define qual a mais adequada para determinado caso é a recomendação que advém de um olhar integral, de um cuidado que busca compreender o ser humano por inteiro, como um todo.

As terapias combinadas permitem que os medicamentos sejam usados em apenas 30% dos quadros de dor para aquelas pessoas que já usavam medicamento e, mesmo assim, durante menor período e em doses mais baixas do que o habitualmente utilizado pelo paciente crônico. De modo geral, conseguimos tratar a dor sem uso de medicamentos para os casos considerados agudos e, por fim, fazemos com que eles se mantenham assim quando deixam o Kur.

Portanto, para aqueles que sofrem com a dor e muitas vezes percebem que os medicamentos já não funcionam como antes, talvez seja o momento de parar de olhar a dor isoladamente, identificar a verdadeira causa.

Os banhos da cura – o método Kneipp

Outro método usado no Kur, integrado a outros procedimentos, para dores reumáticas é a terapia do fango – um tipo de matéria que se forma a partir de lama vulcânica imersa em águas termais. Vou explicar como funciona. No passado, na época em que os judeus alemães iam para o Instituto Lodoterápico, descobriu-se que Gramado tinha (e tem) em determinadas regiões certo tipo de barro (lodo) com propriedades medicinais. Essa foi uma descoberta empírica, como tantas outras nesse campo.

Os proprietários dessas terras, em sua maioria, eram alemães, tinham como hobby a prática de salto a cavalo. O tipo de cavalo usado nesses saltos, com muita frequência tem o que se chama de laminite, uma patologia que atinge o sistema locomotor dos equinos, inflamando os cascos. Isso decorre do excesso de exercícios, que faz com que o animal manque e, com isso, dificulte a equitação. Observou-se que alguns desses animais, que iam para determinadas regiões que se encontravam encharcadas, recuperavam-se muito rapidamente, seus cascos desinflamavam-se e logo eles estavam em forma. Em contrapartida, os animais que ficavam dentro das baias tinham de tomar medicamento e, ainda assim, levavam muito tempo para se recuperar.

Quando cheguei a Gramado, o Instituto Lodoterápico já estava fechado. Contudo, como eu já ouvira falar daqueles episódios de recuperação dos cavalos, fui pesquisar e mapear as regiões de Gramado que pudessem ter similares características àquelas em que os cavalos se recuperavam. Colhi o material dessas terras e o enviei para o Instituto Fresenius, na Alemanha, onde se faz análises de terra e água com fins medicinais. Temos aqui o laudo dessas análises, em que se mostra que o terreno de Gramado é rico em salicilatos, cujas propriedades são muito usadas no combate a inflamações, analgesias, artrites e reumatismo.

Em razão disso, importamos um equipamento da Alemanha que nos permite esterilizar e purificar o barro dessas regiões. Esse barro é disposto em placas aquecidas, que são colocadas nas articulações do paciente, em processos de artrose, dor, lombalgias etc. Para esse procedimento, usamos dois princípios: um é físico, que é o calor, e o outro, químico, surtido justamente pelo uso dos salicilatos, que só nessas regiões aqui do Kurotel encontramos. Aliás, é o mesmo barro que usamos aqui, de modo muito peculiar, em nossa Estação das Águas.

Outro recurso disponível no Kur, e diria até de maneira conceitual, é o método Kneipp, criado no século XIX por Sebastian Kneipp (1821-1897), um religioso que se dedicou ao estudo e à disseminação da hidroterapia, na cidade de Bad Wörishofen, Alemanha. Para você ver, leitor, como padres e médicos tinham missões parecidas. Kneipp era favorável ao naturalismo como forma de combater a tuberculose, em sua época, uma doença ainda sem cura e muito comum. Kneipp defendia a ideia de que se aumentasse a imunidade das pessoas, seria possível vencer a tuberculose.

De acordo com ele, a água exerce fortes estímulos sobre o organismo e isso pode ser especialmente benéfico se ocorrer por meio de banhos que alternem água fria e água quente, com vistas ao estímulo de vasos e correntes sanguíneos do corpo. Andar na água, na neve e na relva molhada de orvalho são outra recomendação de Kneipp, que baseava seu método em cinco princípios:

1. estilo de vida: o mais natural possível;
2. alimentação equilibrada;

3. terapia pelo movimento;
4. plantas medicinais;
5. aplicações de água.

Com isso em mente, Kneipp desenvolveu seu método com experimentos feitos nele próprio. O que ele fazia? Ele saía de madrugada do mosteiro, no inverno alemão, em que as temperaturas sempre estão abaixo de zero, procurava alguns lugares onde pudesse cavar e encontrar água – isso sempre próximo aos lagos congelados. Depois, ele entrava nesses poços, mergulhava por alguns instantes, saía, se agasalhava e voltava para o mosteiro, onde anotava suas impressões, teses, ideias. Assim ele foi experimentando e construindo o método. Ele não teve tuberculose, mas começou a oferecer o método a alguns colegas do mosteiro que sofriam com a doença. Ele acompanhava esses casos e, com o tempo, verificou que, de fato, a tuberculose estava sendo vencida por meio do seu método.

Como ele era também um herbolário, conhecia e cultivava profundamente plantas medicinais, e agregou o método hidroterapêutico àquele conhecimento das plantas, desenvolvendo, assim, infusões e compressas que poderiam ser aplicadas no paciente durante os banhos de extremidade, nos quais se compreendem os pedilúvios (banho dos membros inferiores, os pés), os manilúvios (banho de mãos) e os semicúpios (banhos de assento, com água até a altura do umbigo). Um exemplo disso, que até hoje fazemos no Kur, é a preparação desses banhos com a aplicação de castanha da índia, *Urtica diotica* (a urtiga picante), entre outras plantas e ervas, cujos efeitos são extremamente poderosos nos processos de varizes. Aliás, é muito comum as pessoas entrarem aqui no Kur com as pernas muito inchadas e saírem com elas em estado muito melhor.

O método Kneipp é, ainda hoje, o único que permite uma verdadeira ginástica dos vasos sanguíneos, por causa do contraste térmico, alternância entre água quente e água fria. Na aplicação da água fria, ocorre vasoconstrição, a pele empalidece, diminui-se o calibre dos vasos. Na aplicação de água quente, ocorre o contrário, a vasodilatação. Ou seja, no caso de vasos endurecidos, o método Kneipp acaba simulando um sistema de bombeamento e, com isso, promove-se a melhora da circulação, com o acréscimo natural dos benefícios oriundos desse sistema, e o consequente aumento da imunidade das pessoas.

No Kurotel, construímos, em torno da piscina, um caminho de águas frias no formato de nossa logomarca. Todos os dias encontro pessoas que, ao retornar de suas caminhadas, tiram seus calçados e mergulham os pés e começam a caminhar nessa água. Isso acontece sempre, até no inverno, que, em Gramado, também é bastante rigoroso. Depois de saírem dessa água, a reação das pessoas é tão forte que elas muitas vezes não conseguem colocar de volta suas meias, de tão quente que ficam seus pés. E isso acontece porque o organismo sempre tende ao equilíbrio e, nessa busca, o corpo acaba produzindo e criando a sensação de calor. Com isso, aumentam a resistência e a imunidade da pessoa.

Junto com o método Kneipp, também fazemos uso dos banhos galvânicos, muito indicados, aliás, para o tratamento de lesões musculares nos braços ou nas pernas, especialmente para pacientes que apresentem alguma sensibilidade para certos medicamentos. Por meio desses banhos, é possível tratar esse tipo de lesão com a aplicação de determinados sais, que, na água, entrarão em contato direto com as articulações do paciente.

Isso é possível por causa das placas que estão instaladas nas paredes dessas banheiras especiais. Essas placas possuem um eletrodo negativo e outro positivo em cada lado dos compartimentos da banheira, os quais trocam alternadamente energia entre si. Com a passagem de corrente elétrica entre os eletrodos, é possível separar as moléculas de ar e, assim, conduzir os sais que ali são colocados diretamente para as articulações do paciente. Isso acontece sem danos hepáticos, sem o uso de métodos invasivos, sem efeitos colaterais. Os banhos podem ser realizados apenas nos membros superiores, apenas nos membros inferiores, ou em ambos os membros ao mesmo tempo.

O médico, dispondo de todas as suas ferramentas, deve ser aberto o suficiente para que seja capaz de analisar outros recursos, alguns mais eficientes que os tradicionais, e com o mínimo, se possível zero, efeito colateral. No passado, havia muita resistência, e creio que posso dizer também, muito preconceito. Hoje, por exemplo, a acupuntura é reconhecida como uma especialidade médica pelo Conselho Federal de Medicina desde 11 de agosto de 1995, assim como a homeopatia – reconhecida em 4 de junho de 1980.

Fitoterápicos: remédios naturais produzidos com rigor

A fitoterapia sempre despertou minha atenção, sempre fui um estudioso desse tema. Talvez isso se relacione com minha infância, pois meus avós sempre usaram plantas em forma de chás e infusões. Naquela época, quase não se tomava nenhum tipo de medicação, vamos dizer do tipo clássica, até porque o *boom* da indústria farmacêutica só ocorreria depois da Segunda Guerra Mundial. Até então, os fitoterápicos eram quase absolutos. As prescrições seguiam um desses dois princípios: 1) preparação magistral, feita na farmácia, a partir de uma prescrição médica individualizada, com detalhamentos da composição e posologia; ou 2) preparação oficinal, também feita em farmácia, mas com fórmula já inscrita no Formulário Nacional (ou formulários internacionais). Nosso médico de família, por exemplo, fazia com frequência prescrições de plantas medicinais, como o guaco, para a fluidificação de secreções; beladona, para cólicas; xarope de tolu como expectorante, anti-inflamatório; *Digitalis lanata*, um potente cardiotônico para insuficiência cardíaca. Com essa vivência e sendo testemunha dos enormes efeitos provenientes do uso de muitas daquelas plantas, percebemos que poderíamos ter aquelas composições que elaborávamos, em termos de fitoterápicos, de forma fidedigna, com alto grau de pureza. Foi nesse momento, em 1983, que criamos nossa farmácia.

Outro aspecto contribuiu para isso. Naquela época, por causa inclusive da legislação brasileira de então, que restringia muito o acesso a determinadas plantas, era muito difícil encontrar no Brasil os princípios ativos de que precisávamos. Se quiséssemos, por exemplo, usar a planta valeriana – muito comum no tratamento de insônia – para um paciente que estava dormindo mal, tínhamos de fazer praticamente tudo de modo bastante artesanal, o que incluía encontrar e buscar a planta, extrair seu princípio ativo, manipulá-la, armazená-la etc., e isso exigia tempo e cuidados especiais nem sempre fáceis de ter e fazer. Eu, por exemplo, estive na Amazônia, junto com uma de minhas filhas – a convite do secretário de Saúde da Amazônia Legal –, e pudemos acompanhar a evolução dos tratamentos feitos com várias dessas plantas em determinadas comunidades com o posterior estudo das provas e dos testes de sua eficácia em laboratório.

É um trabalho enorme, exige estudo, dedicação, tempo, paciência. E veja o porquê: uma mesma semente, por exemplo, com determinado princípio ativo, se plantada em diferentes regiões do país, certamente produzirá diferentes respostas. Tem a ver com o *terroir* – aspecto muito mencionado na vinicultura e em outras culturas, mas muito importante nesses casos. Se o solo não dispõe dos micronutrientes necessários para que a planta formule seu princípio ativo, o resultado não será o mesmo, talvez não na mesma intensidade. Ou seja, o desejado grau de eficácia de determinado princípio ativo é algo que se obtém com a conjugação da semente e da terra onde a semente é plantada. O princípio ativo de sementes plantadas em diferentes regiões do país poderá variar de um lugar para outro. O desafio que se impõe ao pesquisador é conseguir reproduzir em laboratório as mesmas condições que permitam à planta desenvolver o princípio ativo esperado. Era preciso, portanto, estandardizar esse processo, algo que nossa farmácia nos permitiria, com a segurança de que precisávamos para produzir os princípios ativos que determinada cápsula continha.

Posteriormente, a legislação brasileira facilitou bastante esse processo. Hoje, no site da Agência Nacional de Vigilância Sanitária (Anvisa), encontramos várias plantas referendadas e homologadas para uso comercial. Contudo, nossa farmácia nasceu daquela necessidade de buscar e dispor dos princípios ativos de que precisávamos.

Orientações práticas

1) Seja ativo fisicamente: existe pelo menos uma centena de estudos que mostram que a dor é menor em quem é ativo fisicamente, e com regularidade.

2) Alongue-se diariamente: a maior parte das dores ocorre por causa da má postura. Se você acha que não tem tempo para fazer aulas de alongamento, pode usar apenas três minutos do seu dia: assim que acordar (logo após o fundamental ato de se espreguiçar), no meio do dia, durante o trabalho e antes de dormir. Outro momento importante é antes de fazer musculação. Isso é fundamental para ajudar na reorganização das cadeias musculares.

3) Durma pelo menos dez horas por noite: alguns trabalhos já evidenciavam que a qualidade do sono está relacionada com dor experimentada no dia seguinte, mas novos dados dizem que os benefícios maiores ocorrem se o sono for longo. Uma pesquisa realizada no Hospital Henry Ford de Michigan verificou que os maiores benefícios ocorrem em pessoas que dormem dez horas ou mais. Surpreenda-se: elas têm melhores resultados nos testes provocativos que a reação analgésica de 60 mg de codeína.

4) Esteja bem nutrido: peça a seu médico que verifique os níveis de vitamina B12 e de vitamina D em seu corpo: se estiverem baixos, a suplementação poderá ser útil.

5) Mantenha a tireoide sob controle: peça a seu médico que também verifique sua função tiroideia. O TSH (hormônio tireoestimulante) é muito importante para o controle do limiar de dor.

6) Retire alimentos alergenos de sua dieta: alergia alimentar severa propriamente dita não é algo tão comum, mas quando ocorre pode trazer sintomas como a dor. Verifique com seu médico e seu nutri-

cionista se esse é seu caso. Se isso ocorrer, retirar esses alimentos pode aumentar significativamente o bem-estar.

7) Confira o medicamento para o colesterol: casos de mialgia (dor muscular) não raramente estão relacionados às estatinas, medicação para reduzir o colesterol. Isso ocorre especialmente pela redução de uma substância protetora chamada coenzima Q10. Em muitos casos, a medicação pode ser interrompida, substituída ou ainda (se fundamental o uso) utilizada concomitantemente com a suplementação de coenzima Q10 e vitamina D – tendo em vista que evidências mostram melhora na tolerabilidade da droga e redução de dores relacionadas a ela.

8) Relaxe e medite: é comprovado que essas técnicas podem ajudar no controle da dor, graças à melhora da "comunicação" entre o sistema nervoso central e o periférico, além de melhorar a percepção corporal e aceitação da dor.

9) Água fria depois do banho: depois de tomar o banho de chuveiro de todos os dias, recomendo fechar a água quente e deixar somente a água fria por quinze segundos. Enfatizar as pernas, os braços e depois tronco. Ao sair do banho, é importante secar bem o corpo e, em seguida, vestir-se rapidamente. Além de ser um exercício para vasos e sistema imunológico, ajuda a controlar os receptores da dor.

10) Massoterapia, fisioterapia e acupuntura médica na agenda: permita que façam parte da sua agenda – e reserve horário para isso – técnicas reconhecidamente úteis para o tratamento da dor. Como já comentei, em combinação, essas técnicas reduzem a necessidade de analgésicos e proporcionam uma vida com mais humor e qualidade.

Capítulo 6

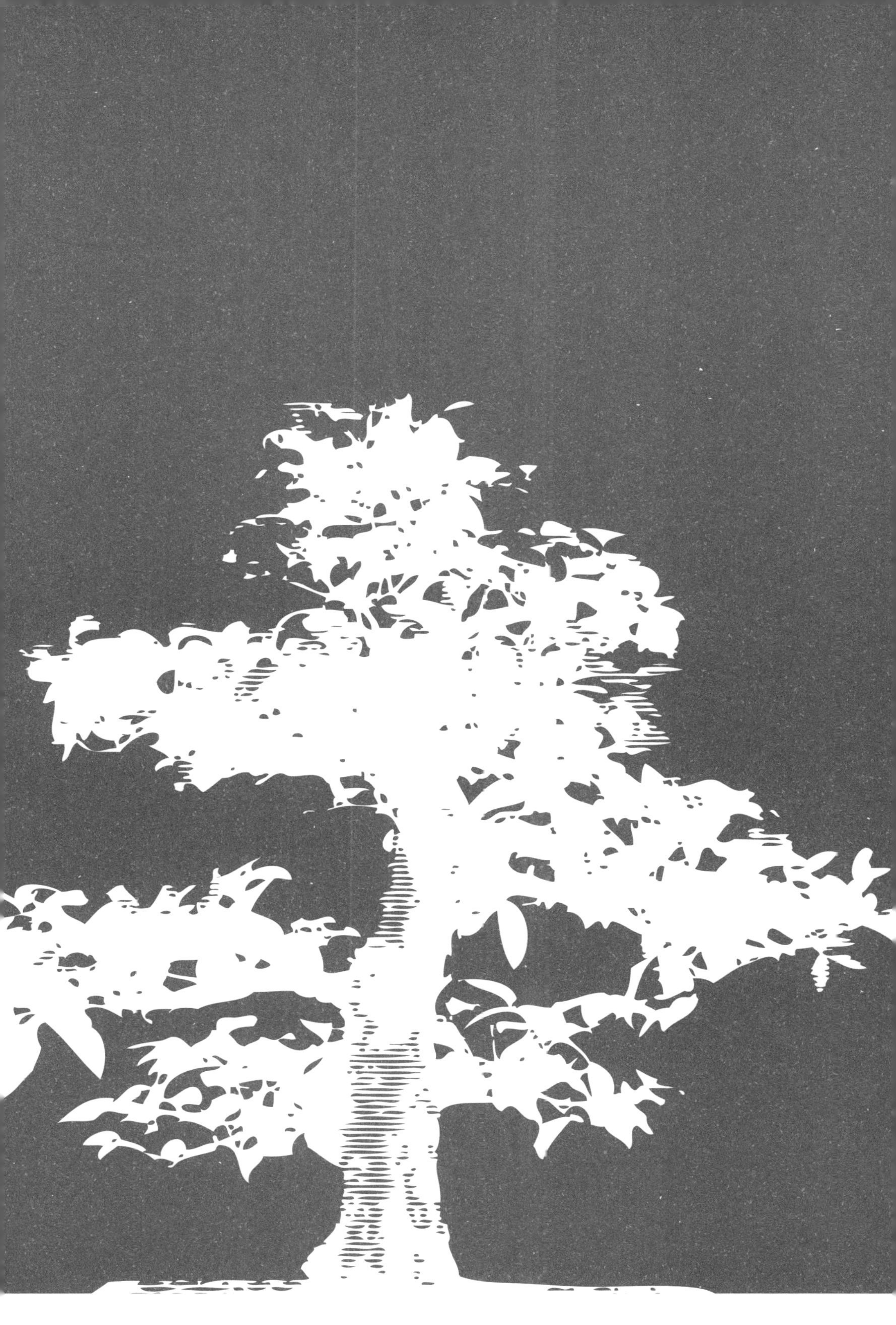

Parar de fumar: a decisão é sua, mas podemos ajudar

O que significa fumar? Vamos ser realistas. Veja esta conta, que nós, médicos, fazemos com o paciente no Kur: considere uma pessoa que fume há 45 anos um maço de cigarros por dia, tragando cada cigarro sete vezes – aproximadamente, tendo em vista que isso varia muito de pessoa para pessoa. Vamos ao cálculo:

45 (anos) × 365 (dias) × 20 (cigarros/maço) × 7 (tragadas) = 2 299 500 memórias de prazer.

Considerando que cada tragada em um cigarro aumenta o número de dopamina, que é a substância do prazer, e o número de opioide (derivados do ópio) no cérebro, é possível afirmar que esse fumante teve, ao longo desses 45 anos, 2 299 500 momentos (que se convertem em memórias) de prazer. Quando essa pessoa pensa em fumar, pensa em cigarro, vê um anúncio de tabaco, acessa essa informação já incrustada em sua memória. Isso é o que se sente quando se fuma. O problema é que não é só isso que acontece quando fumamos, não são só momentos de prazer que se perpetuam. Há uma absorção violenta de uma série de outros materiais e químicos que o corpo só sentirá ao longo do tempo e que trazem, por consequência, inconvenientes capazes de levar uma pessoa à morte. É mais ou menos assim: enquanto os guardas do castelo (em nosso cérebro) estão sendo enganados, o castelo (nosso corpo) está sendo roubado. Literalmente roubado.

Mais um dado: um cigarro fumado diminui o calibre de um vaso sanguíneo em 30%, e esse efeito dura seis horas. É através dessa grande hidrovia, uma espécie de avenida com duas mãos, que os nutrientes, por um lado, chegam às células, e, por outro, as toxinas saem. Se esse caminho se estreita, se estrangula em 30% depois de um cigarro, durante seis horas, todo o sistema de aporte de nutrientes é prejudicado.

Mudar isso não é fácil. *Querer* mudar isso é muito mais difícil. Há pessoas que não conseguem sequer raciocinar sem um cigarro na boca. Romper esse círculo é complicado. O que podemos fazer, como substituir a dopamina? Sem dúvida, exercícios físicos, acupuntura, tudo isso contribui para a criação de novas memórias, tão prazerosas quanto as propiciadas pelo cigarro, e sem comprometer a saúde da pessoa, ao contrário. Contudo, nem sempre isso é suficiente. Por isso, adotamos um método que nos permite integrar todas as frentes e todos os recursos disponíveis, enfatizando, é claro, as abordagens mais adequadas aos diferentes tipos de clientes.

Por trás da fumaça havia uma Esmeralda

Sempre que temos de fazer uma mudança de comportamento em nossa vida, podemos ser encontrados em algum ponto ou etapa daquilo que a terapia cognitiva enuncia como Escala de Tomada de Decisão. Essa escala contempla cinco fases:

1. contemplação;
2. plano;

3. ação;

4. determinação; e

5. manutenção.

Há, ainda, uma fase anterior, chamada de pré-contemplação, na qual, aliás, encontra-se o maior número de pessoas que desejam algum tipo de mudança comportamental em sua vida. Essa, porém, é uma fase de aspiração, de desejo, e não necessariamente se converte em realidade, embora seja, digamos, um pré-requisito para a mudança.

No Kur, temos muitos casos de pessoas que nos procuram por questões de peso, mas que não querem parar de fumar porque acreditam que uma coisa pode atrapalhar a outra, ou seja, se a pessoa parar de fumar inevitavelmente engordará. Isso é um mito. O que ajuda uma pessoa a emagrecer é, evidentemente, o controle da alimentação, bem como a regularidade e a distribuição do consumo alimentar, mas, fundamentalmente, também a prática de exercícios e relaxamento, que, surpreendentemente, para alguns, são as mesmas condições ou fatores exigidos de quem quer parar de fumar. Uma coisa não vai atrapalhar a outra, muito pelo contrário.

Em alguns casos, a pessoa vem apenas com o intuito de emagrecer, mas quando compreende essas relações, conversa com nossos terapeutas e percebe as possibilidades reais de mudança, ela começa a deixar aquela etapa da pré-contemplação para entrar de fato na roda da mudança, dentro da Escala de Tomada de Decisão. É claro que isso não acontece de uma hora para outra, mas é o início de uma profunda mudança comportamental.

Vou mencionar o caso de Esmeralda Barrios, uma paciente muito especial no Kur, e que ilustra muito bem esse processo de mudança. Esmeralda nasceu no Uruguai, onde trabalhava como professora de idiomas. Ela veio para cá inicialmente com a finalidade de emagrecer. Era fumante também, mas, como disse, emagrecer e parar de fumar pareciam mudanças incompatíveis – até porque ela também acreditava, equivocadamente, que parar de fumar a faria engordar. Pois bem, nas conversas que Esmeralda teve com nossos psicólogos e terapeutas, percebemos que o tabaco era um problema sério em sua vida. E ela também começou a se dar conta disso. O pai de Esmeralda era fumante e faleceu com câncer no pulmão. Esmeralda, por sua vez, provavelmente por conviver com pessoas fumantes, começou a fumar logo cedo e continuou fumando por mais de trinta anos. Ela chegou a pensar em parar de fumar em alguns momentos, mas não se sentia capaz de tentar e conseguir – ou seja, ela estava naquela fase de pré-contemplação.

Quando o desejo de parar de fumar se tornou uma decisão – fruto de conversas, esclarecimentos e da própria percepção dela – Esmeralda se descobriu uma nova mulher, com habilidades que antes nem ela mesma percebia e que afloraram para ocupar o espaço aberto deixado pelo cigarro. Esmeralda mudou sua vida, virou artista plástica ao largar de fumar, começou a pintar, fez quadros maravilhosos e chegou até a fazer uma exposição no Kur com alguns de seus quadros feitos justamente com baganas de cigarro. Lembro-me de uma frase de um psicólogo nosso que a acompanhou e que ilustra perfeitamente seu caso: "Atrás da fumaça havia uma Esmeralda".

Óbvio que o caso de Esmeralda impressiona, apesar de não ser único, mas revela aspectos interessantes na trajetória de quem se propõe a parar de fumar. Esmeralda se descobriu artista plástica ao longo desse processo. Ela queria conhecer e descobrir novos aspectos em sua vida, nos quais pudesse obter prazer; queria manipular coisas, tocar, materializar aquele potencial de energia que havia dentro dela e que estava encoberto pelo cigarro. É curioso lembrar que nessa fase nem ela mesma acreditava que poderia ser o que se tornou, pois ela se dizia incapaz de desenhar até uma simples casinha. E, no entanto, tornou-se uma notável artista plástica, justamente por identificar e reconhecer o desejo interno de pôr energia em coisas que lhe fossem prazerosas, transmutar essa energia.

Praticamente todas as crianças de escolas públicas de Gramado vieram visitar a exposição que fizemos com suas obras no Kur. Na exposição, as obras de Esmeralda falavam das razões do "porquê" e do "não porquê" do uso do tabaco. Quer dizer, ela não falava apenas dos malefícios, das tragédias que o tabaco engendra – como nos anúncios feitos pelo governo nos maços de cigarro –, mas mostrava uma visão humana, realística, e talvez até romântica, com o intuito de provocar uma reflexão entre as crianças – a ideia era que os alunos escrevessem redações sobre o que sentiam e pensavam a respeito do tabaco.

Embora pareça inspirador, não posso afirmar que toda pessoa que parar de fumar vai virar um artista plástico. Não é essa a ideia, como você, leitor, já percebeu. O que enfatizo é um ponto que me parece revelador e que a história de Esmeralda mostra cristalinamente: a parte às questões médicas e todos os malefícios já conhecidos acerca do cigarro, o mero mas importante fato de parar de fumar impulsiona a pessoa para um novo tipo de vida, ela se descobre ou revela-se cheia de energia e certamente disposta a novas conquistas. Quando as potencialidades afloram, aflora também o prazer em sua plenitude.

Agora, não se pode negar que são bastante comuns os casos de pessoas que param de fumar e acabam ganhando peso. O que é preciso ficar claro, porém, é que a pessoa não ganha peso por consequência direta da abstenção do tabaco. Há muita confusão nisso. O que faz uma pessoa ganhar peso quando para de fumar é principalmente a falta de uma alimentação adequada. E é preciso uma reeducação alimentar, pois a nicotina também funciona como uma espécie de inibidor de apetite. Logo, se a pessoa deixa de fumar, sua sensibilidade gustativa e olfativa aumentam significativamente, ela começa a perceber determinados aromas que não percebia antes, determinados gostos que estavam embotados e que agora ganham sabor definido, enfim, caso não haja nenhuma orientação, a pessoa comerá mais (e geralmente mal), como se pudesse, de maneira ilusória, substituir o prazer do cigarro pelo prazer da alimentação, agora muito mais saborosa.

O medo de engordar e não conseguir parar é uma resposta comum, quase instintiva, de todos os que se propõem a parar de fumar. No Kur nós preparamos a pessoa para essa fase, a começar por sua alimentação. Na dieta que definimos para o paciente nessa condição, oferecemos, por exemplo, alimentos que tenham volume suficiente para garantir-lhe a saciedade, mas com baixo valor energético. E com toda a certeza ele não engordará e estará saciado. Aliado a isso, o paciente é intensamente estimulado a fazer trabalhos aeróbicos, o que queima e gasta calorias. Se a pessoa consegue manter essa conta entre ingestão e atividade física, ela não vai engordar.

Contudo, vamos um pouco além. A importância de parar de fumar é algo fundamental na vida de quem busca saúde. E existem, de fato, várias razões para a pessoa tomar essa decisão. Algumas, infelizmente, são trágicas: o cigarro é o fator que mais precocemente tira a vida das pessoas.

Abrir espaços para outras fontes e formas de prazer

Parar de fumar não é fácil nem simples. Exige decisão, força de vontade e firmeza no propósito de se manter abstêmio. Há uma estatística que mostra que apenas seis pessoas entre cem conseguem parar de fumar por conta própria. Quando a pessoa procura ajuda de um médico ou de um psicólogo, o fator de sucesso aumenta 30%, segundo estatísticas mundiais. Para efeito de comparação, nosso departamento de pesquisa mostra que 97% das pessoas que vieram ao Kur com o propósito de parar de fumar obtiveram sucesso. É, sem dúvida, um índice expressivo. A razão desse sucesso, não tenho dúvida, é o apoio de todas as áreas e todas as frentes. O que nos norteia, como procedimento, é que não centramos esforços em tirar o cigarro da vida da pessoa, mas em ajudar a pessoa a buscar outras formas e fontes de prazer que possam ser colocadas em sua vida, que sejam significativas e que façam a diferença para essa pessoa – como ocorreu no caso de Esmeralda.

Isso é tão claro para nós que mantemos um espaço para fumantes no próprio Kur, justamente para o caso de pessoas que relutam e encontram dificuldades – gigantescas – ao tentar parar. Não vamos amarrar ninguém, não podemos obrigar ninguém a mudar. O processo é construído com a pessoa, conforme sua disposição, sua vontade e sua determinação. Embora isso possa variar de paciente para paciente, posso afirmar que, com nosso apoio, a pessoa encontra todas as forças de que precisa para alcançar esse objetivo.

Esse espaço também é mantido porque o "desmame" do cigarro é gradual, conforme as definições do plano antitabagismo. E isso também é acordado com o paciente e o seu médico. Quando a pessoa chega aqui, dentro do plano, ela faz diversas avaliações com o médico, e depois das entrevistas, em que se busca conhecer a pessoa e descobrir todas as interferências do cigarro em sua vida, será possível saber qual o tipo de adição do paciente, se é bioquímica, comportamental ou emocional. Mediante esse resultado, o tratamento é adequado às necessidades do paciente. Uma pessoa, por exemplo, que apresente um resultado mais elevado bioquimicamente, segundo a escala de Fagerström, certamente se beneficiará mais de um apoio que contemple o uso de medicamentos. Uma pessoa com baixo resultado nesse item receberá um tratamento que priorize muito mais os aspectos comportamentais e emocionais. Durante as duas semanas em que a pessoa fica aqui, ela passa todos os dias com o médico e com o psicólogo. O apoio e o monitoramento são intensos, embora não sejam nada sufocantes, e o paciente acaba, com isso, aprendendo e visualizando o significado desse vício, de tal modo que ele mesmo conseguirá reunir os meios necessários para enfrentá-lo e vencê-lo.

A esse acompanhamento estreito somam-se as dietas, pois precisamos ajudar também a pessoa a passar por essa fase de modo mais confortável e, ao mesmo tempo, reformular seus hábitos alimentares. Por exemplo, incluímos em sua dieta alguns lanchinhos que trazem palitinhos de cenoura, palitinhos de pepino, enfim, são alimentos que, de certo modo, simulam um pouco o formato do cigarro, para que essa transição seja feita tranquilamente, sem traumas, e de tal forma que o paciente vai ganhando confiança quanto à sua capacidade de vencer o problema. Oferecemos ainda muita água, chás e sucos antioxidantes, enfim, tudo o que puder ajudar na desintoxicação do paciente, estimular depurando e estimulando os órgãos emunctórios – isto é, os órgãos de limpeza do organismo, como pele, pulmões, fígado, rins, intestinos etc. Quando fazemos isso, abrimos portões para a saída de toxinas. Isso é tão verdade que, no final da segunda semana do tratamento, a cor da mucosa, dos lábios, das orelhas do paciente muda, ele fica mais rosado, há mais oxigênio circulando em seu organismo. Isso sem falar nos exercícios cardiovasculares e cardiorrespiratórios, dependendo do grau de comprometimento, que fazemos aqui. Se damos uma chance de recuperação ao organismo, ele responde, com certeza. E assim é o começo de toda batalha para quem deseja parar de fumar. É preciso literalmente limpar o organismo, ingerindo muito líquido, dando chance a uma nova rotina.

Todos os que estão no plano de antitabagismo passam por avaliações odontológicas, e isso já está contemplado no plano. Nós temos informações que recomendam esse tipo de abordagem odontológica, pois, quanto mais se retira das placas o conteúdo relacionado ao tabagismo, menos estímulos a pessoa terá para uma eventual recaída. Sem contar que tanto a limpeza quanto o clareamento são estímulos estéticos que incentivam a pessoa a permanecer fiel ao propósito de eliminar o cigarro de sua vida. Isso se associa à melhora de sua autoestima, assim como a um significativo incremento na qualidade de sua saúde e até mesmo na qualidade de suas relações com familiares, amigos, colegas de trabalho.

Orientações práticas

1) Ter data para parar de fumar: se não houver dia certo, isso permanecerá sendo sempre um sonho.

2) Ter ajuda profissional: como já mencionado anteriormente, a taxa de sucesso aumenta muito quando se tem apoio de profissionais da área da saúde.

3) Reduzir aos poucos: em vez de parar absolutamente em um só dia, é mais favorável que essa redução seja gradual. Assim, conte os cigarros que ainda fumará e descarte os demais assim que possível. Isso facilita a concretização do seu objetivo.

4) Aumentar a hidratação – tomar mais água: como grande parte da dependência ao cigarro passa pelo hábito oral, quer dizer, a lembrança de sempre ter algo na boca, melhorar a hidratação ajuda não apenas no processo de desintoxicação como também a esse hábito oral ser algo saudável, positivo e, aos poucos, ajudar a criar uma memória diferente.

5) Aumentar a ingestão de Ômega 3: um trabalho publicado no *Journal of Psychopharmacology* mostrou que a suplementação com óleo de peixe (graças ao ácido graxo Ômega 3 – EPA e DHA) reduz os sintomas de *craving*, ou fissura, do tabagismo (possivelmente por reduzir o impacto negativo do sistema de recompensa).

6) Manter-se ativo fisicamente: o exercício físico é, sabidamente, auxiliar tanto na parada do vício do cigarro como na manutenção da ausência dele.

7) Alterar a rotina: como a memória das atividades do dia a dia está muito ligada ao tabagismo, é necessário quebrar a rotina com novas e diferentes situações. Por exemplo, não tomar café depois das refeições ou evitá-lo totalmente nos primeiros dias, escovar os dentes assim que se levantar da mesa depois das refeições, perfumar o carro ou casa se costuma fumar lá, retirar os cinzeiros que costumava usar, fazer limpeza dentária cuidadosa com odontologista, entre outras.

8) Cortar bebida alcoólica nos primeiros quinze dias: por pelo menos uma quinzena, é recomendável não consumir bebida alcoólica. Costumamos dizer que o álcool atua como "um solvente do superego" e, portanto, reduz a crítica e aumenta a vulnerabilidade para continuar a fumar.

9) Praticar o relaxamento: não se esqueça, o principal motivo para uma pessoa fumar é a ansiedade. Assim, é fundamental e absolutamente importante reduzir a ansiedade. Atividades diversas de relaxamento são essenciais para o sucesso ao tentar parar de fumar.

10) Encontrar uma nova atividade para repor suas energias: mais do que largar o cigarro, é preciso fazer a vida ter sentido e ser satisfatória de verdade. O que o deixa satisfeito e é bom para você: Faça-se essa pergunta com carinho e pratique sua resposta.

Capítulo 7

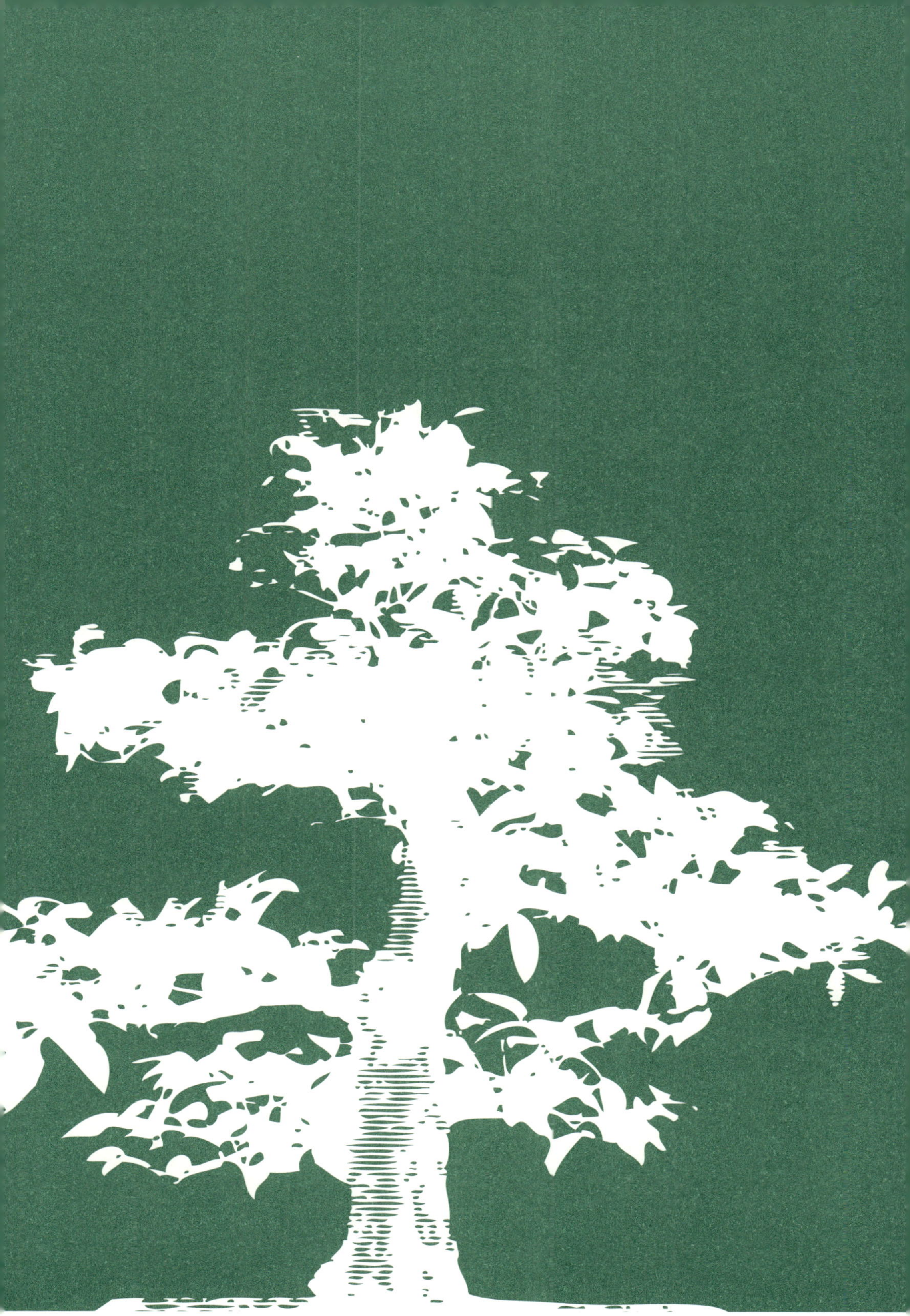

Rebeldes e indomáveis: assim são as células do câncer

Muitos me perguntam se o câncer atinge hoje mais pessoas do que atingia no passado. E também por que isso acontece. Duas respostas, uma ruim e outra aparentemente boa. A ruim: sim, hoje em dia muito mais pessoas são atingidas pelo câncer. Primeiro porque há, de fato, um número maior de pessoas no planeta em relação ao passado. O processo de envelhecimento, por si só, além de uma massa populacional que atinge a longevidade, interferem nesse aspecto. Segundo, uma significativa e crescente parcela de pessoas está muito mais sujeita a sofrer de câncer por causa de seus (maus) hábitos alimentares – caracterizados pela alta ingestão de alimentos ricos em gordura trans e elevado índice glicêmico e pobres em fibras e antioxidantes, o que altera o sistema imunológico e aumenta a produção de agentes pró-inflamatórios de modo excessivo e prejudicial à saúde – e seu estilo de vida. A segunda resposta é relativamente boa, mas, infelizmente, corrobora a primeira: estamos diagnosticando muito mais pessoas hoje do que se fazia no passado. Antes, muitas pessoas morriam de câncer, mas nem sempre se sabia disso, até porque não havia tantos meios para diagnóstico como hoje, tão precisos. Isso é bom, mas também é ruim quando constatamos o alto número de pessoas acometidas pela doença.

O câncer hoje tem um viés urbano muito proeminente. Em muitos estudos e pesquisas, ele aparece como um dos tipos de doenças urbanas, uma vez que está entre as que mais matam nas grandes cidades. Embora haja outros aspectos que delineiam com mais precisão a doença, é fato que sua "popularização" nas cidades se deve a um estilo de vida que consagra a busca material "a qualquer preço" em detrimento de um estilo que preserva e valoriza qualidade de vida, tempo para o ser, o lazer, a família, os amigos, as escolhas mais saudáveis, a alimentação balanceada etc.

Nas grandes metrópoles, as pessoas parecem não se preocupar com isso. Embora muitas vezes possam até dizer o contrário, o fato é que agem como se se esquecessem do valor da vida delas e de sua saúde. Para começar, já estão envolvidas num ambiente hostil e altamente nocivo, em que abundam os já conhecidos monóxido de carbono, dióxidos de nitrogênio, enxofre e azoto, compostos orgânicos voláteis, entre muitos outros – e que singularmente chamamos de poluição ambiental. Contudo, não é só isso. As pessoas não caminham mais – elas vão para o trabalho e lá estacionam seus corpos por oito, dez, até dezoito horas seguidas! É o império do sedentarismo, algo naturalmente estranho ao ser humano. Sem falar na alimentação, sempre com gorduras pró-inflamatórias, com poucos nutrientes, muitas vezes de baixa qualidade, quase sempre com insumos produzidos industrialmente, com conservantes, corantes etc. Assim, temos também a obesidade. E, além disso, há ainda o exacerbado consumo de tabaco e álcool, responsáveis sozinhos, esses dois elementos, por seis tipos de câncer, de acordo com o Instituto Nacional do Câncer (Inca), indicados a seguir.

Boca: o risco aumenta quanto maior for o número de cigarros – ou a frequência do uso de cachimbo – e de doses de bebidas alcoólicas consumidas.

Laringe: de acordo com o Inca, fumantes têm até dez vezes mais chances de desenvolver câncer de laringe. Quando há associação de fumo e bebida alcoólica, a chance passa a ser 43 vezes maior.

Estômago: fumantes que ingerem bebidas alcoólicas têm maior probabilidade de desenvolver esse tipo de câncer. Existe também uma associação com o consumo excessivo de alimentos defumados e, mais uma vez, alguns de seus componentes tóxicos são os mesmos da fumaça do cigarro.

Esôfago: o consumo abusivo de bebidas alcoólicas e derivados do tabaco estão entre as causas desse tumor.

Leucemia: o benzeno (hidrocarboneto aromático encontrado na fumaça do cigarro, da gasolina e largamente usado na indústria química) pode estar envolvido na causa de leucemia mieloide aguda e crônica e também de leucemia linfoide aguda.

Pulmão: o consumo de derivados do tabaco está na origem de 80% dos casos. Comparados com os não fumantes, os tabagistas têm cerca de vinte a trinta vezes mais risco de desenvolver câncer de pulmão – outro fator que deve receber atenção é o tabagismo passivo.

Já a obesidade, segundo o National Cancer Institute dos Estados Unidos, está relacionada a pelo menos oito tipos de câncer diferentes: mama, endométrio, bexiga, rim, esôfago, pâncreas, intestinos, vesícula biliar e possivelmente, outros.

Não há meias-palavras para falar de câncer

O que ocorre é que esses distúrbios acabam desagregando uma matriz celular que originalmente preconizava que todas as células deveriam ser iguais a ela, dentro daquilo que se define como homeostasia celular, quando as células tendem naturalmente ao equilíbrio. Quando há certa desagregação celular em determinada região, essas células começam a se multiplicar de maneira irregular, umas mais estreitas, outras mais largas, enfim, é como se elas se rebelassem, não se submetessem mais às definições da matriz. Isso é o câncer, nome dado a um conjunto de mais de cem doenças que têm em comum o crescimento desordenado (e maligno) de células que invadem tecidos e órgãos, podendo espalhar-se para outras regiões do corpo, quando se dá a metástase. Por se dividirem rapidamente e de modo desordenado, essas células tendem a ser muito agressivas e incontroláveis, determinando, desse modo, a formação de tumores, que são o acúmulo de células cancerosas – ou neoplasias malignas, que, numa definição, "consiste na proliferação anormal do tecido, fugindo parcial ou totalmente ao controle do organismo e tendendo à autonomia e à perpetuação, com efeitos agressivos sobre o hospedeiro", conforme Pérez-Tamayo (1987); Robbins (1984).

Essas células desobedecem a ordens lógicas, quer dizer, não "respeitam" mais os comandos preestabelecidos na matriz. Por serem novas, agem como se fossem células adolescentes, por isso dizemos, numa alegoria, que, nesse estágio da doença, são células rebeldes, revolucionárias, pois se voltam contra as ordens do "antigo regime" celular.

A matriz de uma célula é muito instável e pode sofrer alterações sob influência de diversos elementos do meio ambiente. O que protege essa matriz são os mecanismos de vigilância do próprio organismo, os quais são precisos, eficazes e altamente sensíveis a qualquer tipo de interferência externa. Haja vista que, para exemplificar o que estou dizendo, se pegarmos uma lupa, porque não poderíamos ver a olho nu, e olharmos o dorso de nossa mão, poderemos ver vários pontinhos – são menores que a cabeça de um alfinete – que poderiam ter se transformado em melanoma, que é uma das formas mais invasivas e agressivas de câncer. No entanto, isso, na imensa maioria dos casos, não acontece, porque o organismo, por meio de seu sistema de vigilância – e proteção – circunscreveu e isolou aqueles pontos, impedindo, assim, o alastramento de um eventual tumor. Imagine como isso funciona nos órgãos internos, o tempo todo expostos a diversos tipos de influência! Alguns imunologistas da atualidade dizem que cada um de nós chega a formar pelo menos uma célula cancerosa por dia. É meio assustador, mas é verdade, tanto quanto a extraordinária atuação de nosso sistema de vigilância. E nós nem tomamos conhecimento disso.

No entanto, esse sistema não é infalível, em que pese sua admirável atuação. Segundo estatísticas apresentadas pelo Inca em 2014 com relação à pesquisa feita pela Agência Internacional de Pesquisa em Câncer (Iarc), até 2030, acredita-se que serão mais 21,4 milhões de novos casos de câncer. Em 2012, foram descobertos 14,1 milhões de novos pacientes com quadros cancerígenos. São números realmente alarmantes. O sistema de vigilância nem sempre poderá dar conta de cuidar de tudo, especialmente porque, como qualquer outro sistema fisiológico, ele também envelhece, e, além disso, nem sempre nós o ajudamos muito, sobretudo quando tomamos decisões que não são as mais adequadas em relação às escolhas quanto a alimentação e estilo de vida. Segundo o American Institute for Cancer Research e o World Cancer Research Fund, para cerca de 30% a 40% de todos os cânceres a prevenção é possível pela adesão a um estilo de vida mais saudável.

Há situações mais difíceis de evitar, como os problemas de ordem emocional, que abrangem desde o estresse – sobretudo em pessoas mais jovens – até traumas que envolvem a perda de entes queridos, familiares, cônjuges. O que ocorre quando esses casos – estresse e traumas emocionais – prolongam-se na vida de uma pessoa é que eles aumentam a sensibilidade do sistema noradrenérgico, responsável pela ativação geral do nosso corpo, ou seja, é o sistema que nos ajuda no processamento sensório-motor e importantíssimo na regulação da homeostase, que mantém nosso equilíbrio em relação às condições do ambiente, como temperatura, salinidade e na concentração de nutrientes como glicose, ureia, sistema de corticoesteroides, produzidos pela glândula suprarrenal, e de vasopressina, um hormônio que o corpo produz para ser eliminado em substituição à urina, a fim de conter a desidratação e a queda de pressão arterial. Isso altera especialmente a produção endógena de cortisol (o chamado hormônio do estresse), produzido pela parte superior da glândula suprarrenal, que passa a ser constante e, com isso, acaba inibindo a atuação do nosso sistema imunológico. É como se esse cortisol, constante e em níveis altos, pusesse uma camisa de força no sistema imunológico. Esses eventos têm força suficiente para desagregar esse sistema de defesa, que é tão fantástico e necessário em nossa vida.

Não se pode esquecer também dos casos genéticos, entre os quais se enquadram alguns cânceres de mama, por exemplo. Nessas situações, acontece a mutação de determinado gene, o qual se transmite geneticamente ao longo de várias gerações, e isso já é comprovado pelos estudos de genética. Nos casos em que se comprova a existência dessa mutação genética, a chance de uma pessoa ter câncer é muito alta. No entanto, se pegarmos todos os tipos de câncer e analisarmos sua história e sua origem, vamos perceber – já há estudos estatísticos nesse sentido, segundo o Fundo Mundial para Pesquisas de Câncer – que o fator genético, nesses casos, corresponde a algo entre 5% e 10%. Ou seja, à parte os casos genéticos, temos uma enorme parcela da população para cuidar, principalmente no controle sobre as influências do estresse (emocional), obesidade, alimentação, poluição, ambiente etc. Sob essa ótica, ter câncer em algum momento da vida não deve ser considerada uma simples questão de sorte ou azar. Somos também agentes no processo de aumentar ou não a nossa vulnerabilidade para desenvolver a doença. Temos, portanto, parcela importante de contribuição para a prevenção.

O estilo de vida é um divisor de águas na batalha contra o câncer

É verdade que podemos, hoje, detectar com mais precisão, e mais cedo, a existência de um câncer. O aumento da expectativa de vida, por exemplo, é fator que interfere muito, pois os cânceres estão de muitas maneiras ligados ao envelhecimento da pessoa e de seus sistemas. Tudo isso é verdade e, apesar de não termos todas as soluções para esses casos, conhecemos um pouco mais sobre como eles se desenvolvem. Contudo, há um aspecto que nos chama a atenção: por que há hoje muito mais casos de crianças com câncer? Esse é um ponto de grande questionamento. Nós temos algumas respostas, mas não todas. E uma delas está diretamente ligada ao estilo de vida das pessoas, o qual, muitas vezes, é um divisor de águas.

Esse é um ponto em que podemos intervir. Com uma carga genética com tendência a desenvolver a doença e um péssimo estilo de vida, as chances de desenvolver um câncer são grandes. E isso não é muito difícil de percebermos, pois algumas coisas estão muito correlacionadas. Se um adulto engorda, aumenta o seu índice de cintura, é sedentário e come mal, ele tem chances de desenvolver uma série de patologias. Isso já se sabia há muito tempo, mas quase não se falava que o câncer é uma delas. Esse cenário aumenta muito o risco.

Os genes são frutos de uma combinação aleatória, uma carga vem do pai, outra, da mãe, e a pessoa não tem como escolher uma ou outra. É um pacote que pode conter, por exemplo, um ou mais genes da longevidade, ou genes com algum tipo de patologia, capazes de encurtar a vida. Se a pessoa tiver um bom estilo de vida, talvez seja um longevo, pois tem as condições genéticas para isso, porém, se seu estilo de vida for ruim, é muito provável que aqueles genes patológicos que estavam ocultos se manifestem.

Apesar de vivermos em um mundo cada vez mais globalizado e conectado, os genes não compartilham desse conceito. Eles atuam de modo localizado, por setores. Os afro-americanos, por exemplo, têm um gene que lhes confere o problema da hipertensão. Toda essa comunidade é muito predisposta a sofrer dessa patologia. Agora, esse mesmo gene hipertensivo também é responsável por lhes propiciar a capacidade de retenção de líquido acima da média. Há uma possível interpretação. Isso lhes permitiu que chegassem vivos à América, que conseguissem atravessar, no período de tráfico de escravos, o oceano nos porões dos conhecidos navios negreiros. Isso significa que os afro-americanos, e também os africanos, têm maior resistência à desidratação, o que lhes confere uma vantagem nesse aspecto.

Estima-se, por um lado, que 70% da população brasileira, que recebeu tantas influências genéticas e é heterogênea tem, em algum grau, intolerância genética à lactose. Por outro lado, 90% da população da Finlândia – e, de maneira geral, dos povos escandinavos – tem adequada tolerância ao açúcar do leite, certamente fruto de alguma adaptação geográfica ou evolutiva.

Diferentemente do que ocorre em uma mutação (genética), com o exame de polimorfismo – para observar as características do indivíduo como desenvolvimento e propriedades fisiológicas –, por exemplo, que fazemos no Kurotel, podemos detectar uma eventual predisposição de manifestação de câncer no paciente. Não é um atestado definitivo, mas pode ajudar a mantê-lo em alerta e atento. Os resultados desse exame nos ajudam a montar o trabalho de tratamento preventivo para o paciente em questão, sobretudo no que se estabelecerá como rotina em sua dieta e seus exercícios.

Mandamento da saúde: não ignorar os sinais do organismo

Cada um de nós tem seus tendões de aquiles, isto é, os pontos vulneráveis. Quando as emoções chegam ao limite do suportável, os pontos mais fracos da pessoa, de alguma forma, são atingidos. Doença de pele, problemas imunológicos, cardiopatias, problemas no pulmão, crises asmáticas, diabetes, somatizações no aparelho digestivo, gastrite, úlceras etc., tudo pode ser alvo, dependendo da pessoa, de sua predisposição. Por trás disso, temos reações químicas capazes de desencadear muitas dessas anomalias. Por isso, é fundamental olhar a pessoa como um todo, porque, se conhecermos esses processos, se soubermos o que está por trás dessas manifestações e pudermos identificá-las no estilo de vida da pessoa, as chances de conseguirmos um tratamento eficaz é muito grande. Esse é o momento de intervirmos, começarmos a fazer os ajustes necessários, buscar o equilíbrio homeostático – regulando os fatores de estabilidade física, mental e emocional – do organismo.

Um aspecto que deve ser ressaltado é que as fatalidades, na verdade, são raras na vida das pessoas. Um avião que cai, alguém que é atropelado, uma pessoa é atingida por uma bala, enfim, esses são incidentes que podem ser considerados fatalidades. Doenças não são fatalidades. A pessoa que sofre o que comumente se diz como "mal súbito" não pode ser classificada como alguém que morreu em decorrência de uma fatalidade. Doenças são previsíveis, e digo isso com base não só nos estudos e nas pesquisas que faço, mas também na experiência de nossa clínica, na análise de inúmeros casos que tratamos e, sobretudo, nos resultados que obtivemos, dos quais advém a satisfação de nossos pacientes. Muitas vezes o organismo dá sinais, os desconfortos aparecem, um passageiro mas frequente mal-estar, e a pessoa ignora, protela, não dá a devida importância. É preciso dizer: a pessoa não precisa ser hipocondríaca, mas também não pode negligenciar esses sinais, essas informações.

Não temos um plano pré-câncer ou anticâncer no Kurotel, porque, na verdade, tudo o que fazemos no Kur se direciona, de alguma forma, para a prevenção do câncer, independentemente do plano de tratamento em que a pessoa se encontre. Esse é um conceito que está incorporado aqui, desde que começamos com o Kur. Quando trabalhamos questões ligadas, por exemplo, ao sobrepeso, com vistas à prevenção de doenças cardiovasculares, também contribuímos para a prevenção do câncer. Isso, por princípio, está em todas as nossas práticas. Sabe-se hoje que a manutenção de um índice de massa corporal saudável contribui sobremaneira para a redução de cânceres. Uma pessoa que nos chega aqui, que entrou na menopausa, mas manteve um peso saudável, é capaz de reduzir drasticamente suas chances de ter câncer, em comparação com outras mulheres na mesma faixa. Dados publicados no norte-americano National Cancer Institute do National Institutes of Health mostram que mulheres que aumentaram seu peso em até oito quilos, depois da menopausa, têm chance de 40% a mais de vir a ter câncer de mama. As mulheres que aumentaram seu peso em torno de vinte quilos aumentam praticamente em 100% as chances de ter esse tipo de câncer. De modo semelhante, um estudo da University College of London mostrou que mulheres que aumentaram um tamanho (número) de suas saias, passados vinte anos, depois da menopausa, aumentavam o risco de câncer de mama em 33%; e se a saia passava a ser dois tamanhos maiores, o risco passava para 77%. Aqui estão envolvidos não só o aumento da glicose no sangue, mas também o aumento da insulina (hormônio que tem a função de baixar esse açúcar), além de IGF-1 (*insuline like growth fator*) que aumenta a resistência insulínica, assim como diversos fatores inflamatórios decorrentes da obesidade. Somado a isso, o tecido adiposo produz maior quantidade de um tipo de estrogênio.

Por isso, nosso plano é de pós-câncer, pois, no Kur, buscamos recuperar esse paciente que foi atingido pelo câncer, mas que superou a primeira fase do processo. Os cuidados agora são decisivos para a retomada das atividades e para a recuperação do corpo. Vamos ajudá-lo a resgatar sua autoestima, de tal maneira que ele possa fazer as pazes com ele mesmo, que consiga se reintegrar em seu ambiente familiar, laboral e social. Para tanto, toda a nossa equipe multidisciplinar fica a postos para apoiar esse paciente.

Nesse plano, mesclamos várias terapias médicas, com atividades que incluem condicionamento físico, desintoxicação, relaxamento, abordagem estética, psicossocial e nutricional, entre outras. Essas atividades têm por objetivo ajudar o paciente a recuperar o vigor físico e estimulá-lo para que adote um estilo de vida saudável e otimista, aspecto muito importante para o tratamento nessa fase de recuperação. Tudo é feito em conjunto com o médico oncologista, conforme as orientações prescritas por ele.

A pessoa que passa por um câncer é um sobrevivente. Muitas vezes, mesmo vencida a doença, a carga de desilusão que a pessoa tem de suportar e superar, quase sempre sozinha, é muito grande. As dificuldades são enormes e ela acaba não vendo muitas chances de recuperação. Abandona projetos, não se sente estimulada a retomar suas atividades anteriores, tem muita insegurança, baixa autoestima – e baixa imunidade também –, fica deprimida e, em suma, pode desistir da vida. O trabalho emocional, nesses casos, é fundamental para recuperá-la, especialmente quando há reincidência da doença. É uma espiral descendente brutal e nós temos de torná-la ascendente.

Isso se torna mais dramático quando nos damos conta de que toda essa avalanche de pessimismo, desesperança e inúmeros fatores negativos contribuem para que outras doenças se manifestem – o que inclui até um novo câncer! Há estudos que mostram que a pessoa que sofreu algum trauma importante terá por pelo menos três meses uma baixa em seu sistema imunológico – as citocinas, como são chamados os marcadores de respostas imunológicas, diminuem sua atuação. E agora: mesmo depois desse período, a cada vez que a pessoa relembra fortemente aquele trauma vivido, por pelo menos seis horas seu sistema imunológico fica enfraquecido, o que abre oportunidades para a manifestação de outras doenças. A relação do emocional, do humor, com os padrões de imunidade do organismo é crucial para a prevenção.

Nessas condições, o trabalho psicológico se impõe como decisivo – e ganha relevância por se associar às outras terapias que oferecemos no Kur. Isso faz parte da reabilitação, é uma etapa essencial no processo. No entanto, é comum a pessoa ter alta do oncologista, a doença dela foi tratada, a pessoa volta para casa, mas ainda está profundamente abalada, vulnerável, sem muita clareza sobre o que vai acontecer a partir daquele ponto. A frase de uma paciente nossa, que veio aqui nessas condições, é significativa nesse sentido: "Eu já venci a doença, agora eu preciso encontrar a saúde". Foi por isso que ela nos procurou.

Se há um pré-requisito nesse processo, é este: a pessoa precisa acreditar nela mesma, precisa aprender a acreditar nela mesma, porque, se isso não acontece, nada funciona. É como se tivéssemos de regravar na mente dessa pessoa uma nova maneira de ler a vida. E isso, apesar de não ser fácil, de ser um grande desafio para nós, é algo que temos atingido ao longo desses anos no Kur. Além de todo o apoio médico e terapêutico – e esse é um diferencial nosso –, a pessoa se integra com os nossos outros hóspedes aqui, na hora do almoço, do jantar, nas salas de estar; o paciente deixa seu isolamento e passa a se inserir em um novo contexto, no qual, muitas vezes, pessoas como ele mesmo lhes contam histórias similares, com provas de superação. Nesse momento, esse paciente começa a compartilhar sua visão e a desfrutar de outros sentimentos, de outras maneiras de olhar o mundo e a vida. Isso é muito positivo e é muito saudável.

No comando da prevenção

Creio que vale a pena reproduzir aqui alguns fatores de atenção e recomendações em relação ao câncer.

Câncer na cabeça e no pescoço

Fatores de atenção: o fumo somado ao álcool são os principais fatores de risco para esses tipos de câncer. O consumo de bebidas muito quentes diariamente, como chimarrão, também é prejudicial.

O que é bom: dieta rica em brássicas (repolho, couve-flor, couve-manteiga, brócolis, couve-de-bruxelas) e alimentos temperados com cúrcuma.

Câncer de bexiga

Fatores de atenção: tabagismo e álcool em excesso.

O que é bom: pesquisadores concluíram que o selênio, encontrado na castanha-do-pará, pode ter efeito protetor contra esse tipo de câncer.

Câncer de colo de útero

Fatores de atenção: é o segundo tumor mais prevalente em mulheres no Brasil e no mundo. Os fatores de risco mais importantes são os contágios com os vírus HPV e HIV e o tabagismo.

O que é bom: a vacinação contra o HPV para meninas a partir de 9 anos, antes do relacionamento sexual, é de elevada importância e reduz as chances do desenvolvimento do câncer. Além disso, o rastreamento, por meio do Papanicolau (exame citopatológico), aumenta as chances de diagnóstico precoce e de cura. Um estudo publicado no *Archives of Pharmacal Research* mostrou que o chá verde pode ter efeito antiproliferativo e pró-apoptótico em câncer cervical.

Câncer de intestino

Fatores de atenção: a ingestão de fibras e antioxidantes. A recomendação do National Cancer Institute (NCI) é de cinco a nove porções por dia de frutas, verduras ou legumes. O consumo de carnes vermelhas deve ser evitado.

O que é bom: dieta rica em brássicas (repolho, couve-flor, couve-manteiga, brócolis, couve-de-bruxelas), mostarda, nabo, agrião, rabanete, rúcula, soja, extrato de semente de uva. Evitar também gorduras de origem animal e sacarose (açúcar). Existem trabalhos promissores com relação ao selênio, à vitamina D, ao folato (vitamina hidrossolúvel do complexo B) e à aspirina.

Câncer de mama

Fatores de atenção: aumento de peso após a menopausa. Mulheres que aumentam entre oito e quinze quilos após a menopausa têm aumento de 40% no risco de desenvolver o câncer de mama. As que aumentam trinta quilos apresentam 100% no aumento das chances de desenvolver a doença. O consumo de álcool é proporcional ao risco de câncer de mama. Quanto maior a ingestão de álcool, maior a chance de desenvolvê-lo.

O que é bom: o simples ato de caminhar, mesmo que por apenas algumas horas na semana, reduz significativamente o risco de câncer de mama. Reduções no risco de câncer de mama também foram observadas em mulheres em fases de pré e pós-menopausa, com o aumento na ingestão de ácidos graxos Ômega 3, provenientes do peixe.

Câncer de pele

Fatores de atenção: 90% dos casos de câncer de pele são relacionados à exposição solar.

O que é bom: proteção da pele com filtro solar e bloqueador mecânico (chapéu, roupas, guarda-sol etc.). Manter níveis adequados de vitamina D no sangue, mesmo sem exposição solar. O médico pode avaliar e receitar suplementação da vitamina, se necessário. Achados sugerem que o consumo de Ômega 3 e chá verde podem exercer papel importante na proteção contra o câncer de pele.

Câncer de próstata

Fatores de atenção: é o câncer mais prevalente nos homens no Brasil e no mundo. Devem ser combatidos o sedentarismo, o tabagismo e o consumo de álcool.

O que é bom: rastreamento com toque retal e introdução do PSA (Antigênio Específico da Próstata) e, em alguns casos, com ultrassonografia da próstata. Uma possível aliada seria a vitamina D, pois foi identificada a relação inversa com os níveis de vitamina D e a incidência de câncer de próstata. Um trabalho publicado na *Journal of Carcinogenesis* mostrou que a ingestão de alimentos ricos em flavonoides, que têm função anti-inflamatória, hormonal, anti-hemorrágica, antialérgica e anticâncer, foi inversamente associada com o risco de câncer de pulmão, mama e próstata. Alimentos como maçã com casca, cebola roxa, chá verde, romã, brócolis, acelga, uva, pimentão verde e vinho tinto são ricos em flavonoides.

Câncer de pulmão

Fatores de atenção: 80% dos casos são relacionados ao cigarro, que é o principal fator de risco para essa doença. Outro fator que deve receber atenção é o tabagismo passivo.

O que é bom: rastreamento por meio de tomografia de tórax em pessoas entre 55 e 74 anos, fumante ou ex-fumante, e evitar a poluição excessiva.

Câncer sanguíneo (leucemia e mieloma)

Fatores de atenção: existem pouquíssimos dados consistentes que tratem de fato da prevenção de leucemias, especialmente em crianças. Alguns dados sugerem a recomendação generalista de evitar o tabaco e a não exposição a outras toxicidades durante a gestação.

O que é bom: a capsaicina, substância da pimenta vermelha, apresenta atividade antiproliferativa em células leucêmicas. Publicação feita no *Clinical Cancer Research* sugere que a capsaicina desenvolve um papel potencial no tratamento do mieloma múltiplo e de outros cânceres.

Orientações práticas

1) Alimentos de verdade e várias vezes ao dia: mantenha a ingestão de alimentos alcalinos como frutas, verduras, legumes e cereais integrais de forma variada e abundante. Um trabalho do Instituto de Saúde Pública e Epidemiologia de Harvard mostrou que ingerir de cinco a seis porções de frutas ou verduras por dia reduz em até 33% as chances de aparecimento de cânceres.

2) Água de boa qualidade: prefira água com pH mais alcalino, de preferência próximo a 9. Utilize-a não somente para o consumo direto, como também para o preparo dos alimentos.

3) Cortar açúcares: evite ao máximo o uso de açúcar branco ou mascavo. Prefira consumo pequeno de mel. O agave pode ser uma alternativa interessante.

4) Evitar outros brancos e líquidos açucarados: reduza o consumo de alimentos refinados como pães, biscoitos, massas, arroz. Prefira o consumo de alimentos integrais ricos em fibras. Não beba refrigerantes e evite bebidas adoçadas.

5) Evite o consumo de produtos que contenham outros adoçantes, realçadores de sabores, estabilizantes e conservantes.

6) Cuidado com a proteína: no que diz respeito à proteína de carne de vaca, procure manter um consumo moderado (até 3 vezes na semana). Sobre a proteína de frango, busque preferencialmente carnes ecológicas sem o aditivo de anabolizantes (prefira galinha caipira ou outras de cultivo certificado). Quanto aos frutos do mar, verifique também a certificação – como salmão selvagem – que tendem a ser mais livres de metais pesados. Evite os defumados.

7) Pare de fumar: neste quesito, não há meio-termo. Embora já haja benefício com a redução da quantidade de cigarros, o ideal mesmo é evitar absolutamente o contato com esses agentes carcinogênicos, para que as chances de desenvolver câncer diminuam ou de tratá-lo sejam efetivas.

8) Reduza ou cesse o consumo de álcool: embora esses dados ainda necessitem de informação que envolva a compreensão de todos os tipos de cânceres, existem fortes evidências para a relação do consumo de álcool com muitos tipos da doença e isso já permite recomendar a parada ou a redução significativa para evitar desenvolver câncer ou para tratar dele.

9) Seja ativo fisicamente: esse é um dos fatores mais importantes para evitar o câncer, seja de maneira primária ou secundária. Considero essa uma das medidas de saúde pública mais importantes que existem para a prevenção do câncer.

10) Mantenha bons pensamentos: lembre-se de que os sistemas neuroendócrino e imunológico estão relacionados com a qualidade dos nossos pensamentos.

Capítulo 8

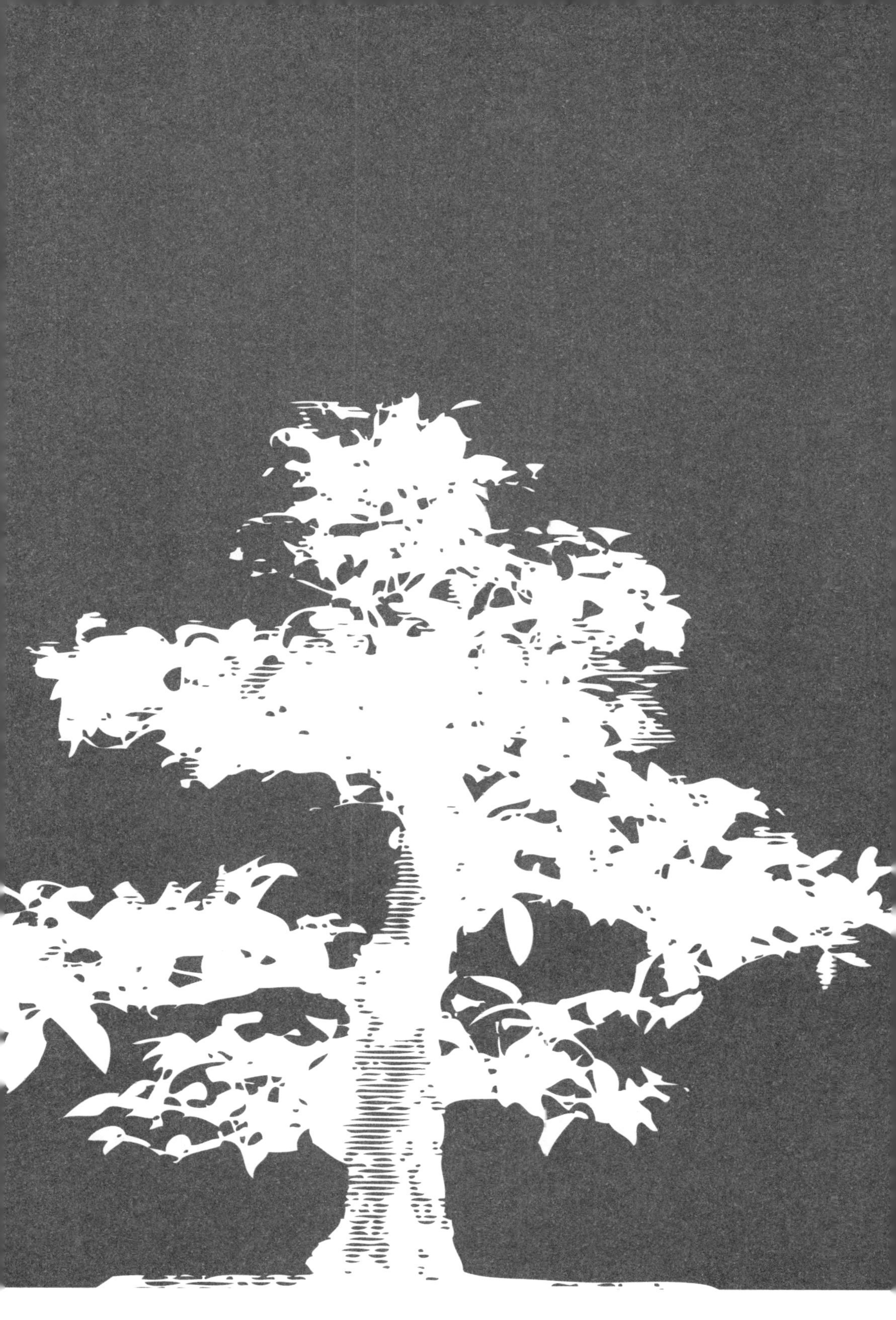

Fitness para o cérebro: preservar neurônios e aumentar o bem-estar

Se perguntarmos a um grupo de pessoas como gostariam de viver sua velhice, as respostas, dentro de um nível de variação muito pequeno, oscilariam entre "viver bem", "viver com saúde" e "não sofrer", sendo, na verdade, estas duas últimas apenas substitutos para um desejo muito claro na espécie humana: viver bem. Essas duas palavras, um verbo e um advérbio, resumem duas informações cruciais sobre a vida na atualidade. A primeira, uma ótima notícia: vivemos cada vez mais.

Agora, com relação à segunda palavra: apesar de estarmos vivendo mais, não estamos necessariamente vivendo melhor. De acordo com um estudo feito pela Faculdade de Saúde Pública (FSP) da Universidade de São Paulo (USP), os idosos, apesar de estarem vivendo mais, estão, também, vivendo com menos qualidade, por conviverem mais tempo com doenças crônicas típicas de sua faixa etária.

Contudo, há outros problemas, muito associados às características da vida moderna. Um bom exemplo se encontra na figura do chamado workaholic, o indivíduo que trabalha excessivamente, não tem tempo para nada que não esteja ligado ao seu trabalho e que, por decorrência, negligencia outras áreas importantes, como sua família, seus relacionamentos, seu lazer e a própria saúde. A pessoa, nessas condições, é o que tipicamente podemos chamar de vítima de um sistema centrado em resultados. Trata-se de alguém tão envolvido nas engrenagens do mercado que mal tem condições de se perceber como indivíduo, com necessidades, desejos, sonhos, alegrias. E, justamente por não se perceber como ser humano, vive intensamente crises de consciência, geradas pela "falta de tempo" para fazer "qualquer coisa", inclusive o próprio trabalho, que sempre requer mais dele mesmo.

Em uma situação dessas, o estresse, as fobias, o medo, a insegurança, a apatia, a ansiedade e tantos outros distúrbios parecem minar qualquer tentativa de reação. A pressão é muito grande e vem de todos os lados, a tal ponto que não há espaço para nenhuma outra consideração que não seja o trabalho, a entrega do trabalho. Em qualquer direção que se olhe, falta equilíbrio, o indivíduo está descompensado, suas estruturas emocionais estão falidas. É quase uma bomba, às vezes silenciosa, com data de validade.

Não é difícil imaginar o tamanho do estrago que uma situação como essa faz. Essas pessoas, muitas ainda jovens, estão comprometendo não só o seu presente, mas o próprio futuro. E o cérebro, na companhia do corpo, cobrará essa conta.

Essa é uma percepção muito clara hoje em dia. As pessoas sabem desses riscos, leem sobre isso, têm exemplos em sua vida, em suas famílias, de entes que sofreram, algumas que até viveram muito, mas sofrendo, com perda de memória, dores, dificuldades, com algumas doenças que foram geradas ao longo da própria vida. A longevidade continua a ser um desejo do ser humano e, em muitos casos, esse desejo tem sido alcançado, mas se tornou um desafio conseguir agregar qualidade a esse longo viver e permitir que a pessoa tenha um envelhecimento bem-sucedido.

Parte do que estamos chamando de envelhecimento bem-sucedido, e que na verdade antecede a esse estágio, tem a ver com um de nossos planos no Kurotel, criado em 2011, e que cuida justamente da saúde do cérebro. Assim como acontece com o corpo, o cérebro precisa de *check-ups* anuais para que possamos analisar sua saúde e seu desempenho e, assim, detectar e prevenir eventuais problemas. Com o tratamento adequado, é possível desenvolver e potencializar sua capacidade cognitiva, de atenção e memória – lembrando que esta última é onde está sua identidade histórica. O plano foi desenvolvido por neurocientistas e profissionais do Kur que também trabalham a saúde afetiva do cérebro, o que contribui decisivamente para o bem-estar e a satisfação da vida. Isso implica retomar vários procedimentos já trabalhados em outros planos, mas que aqui são essenciais, como reduzir os níveis de estresse, a tensão arterial, a ansiedade, melhorar a qualidade do sono e o sistema imunológico, cujos impactos se verificam nos relacionamentos familiar, social e laboral.

O mesmo nível de dedicação que damos aos cuidados com o corpo – nas academias de ginástica, especialmente –, precisa ser reproduzido nos cuidados com o cérebro. Por isso também chamamos esse plano de "fitness para o cérebro", pois oferecemos uma série de exercícios que buscam estimular a atividade cerebral, aumentar a criatividade do paciente e combater, por decorrência, o envelhecimento dos neurônios. Um neurônio que morre equivale à perda de cem mil conexões (sinapses). É fato que, com o tempo de vida, o número de neurônios tende a diminuir. Por outro lado, quanto mais velho for um neurônio, maior o número de suas conexões, muitas delas associadas à memória do indivíduo, e outras pelo simples fato de o ser humano usar esse neurônio e, assim, amplificar suas conexões.

Se um indivíduo, a partir dos 60 anos, for perdendo apenas aquilo que naturalmente perderia em termos de conexões, ele ainda assim conseguiria viver bem, se fosse só isso. O problema é que as pessoas estão perdendo muito, muito mais, por causa do estresse, dos erros na alimentação, do tabagismo, do álcool, entre outros fatores, o que contribui para um envelhecimento do cérebro muito mais acelerado. E, para piorar, na medida em que vivemos num mundo que cada vez mais nos acomoda porque nos facilita a vida e o raciocínio em uma série de atividades, muitos neurônios não são estimulados a criar novas conexões. Eles entram num estado de atrofia, de desuso, e chegam à morte, levando consigo milhares de sinapses. Existe uma lei que diz: "Use-o ou perca-o".

O que precisamos fazer é estimular a criação de novas conexões. E, antes, desacelerar o processo de perda e envelhecimento por meio de algumas correções e ajustes no estilo de vida do paciente. O cérebro é uma máquina fantástica, é outro mundo, e muitas vezes nós podemos atrapalhar o seu perfeito funcionamento. Por exemplo, há situações em que o cérebro tem a capacidade de compensar o funcionamento de áreas que sofreram uma lesão ou um trauma, conforme pesquisas em neuroplasticidade – um ramo relativamente novo de estudo na Medicina. Outro mito que fica por terra: neurônio perdido não se recupera mais. Pois bem, desde a última década, alguns estudos já demonstram que os neurônios podem ser recuperados, conforme pesquisas no campo da Neurogenia, como veremos a seguir. E isso abre inúmeras portas para o tratamento de pacientes com doenças ou lesões neurais. Os exercícios e os adequados tratamentos são essenciais para essa recuperação. Um exemplo prático: uma pessoa destra que comece a usar experimentalmente a mão esquerda para comer, ou que comece a abrir a fechadura da porta de sua casa com a mão esquerda, ou ainda, quando, à noite, no escuro de seu quarto – buscando desenvolver aspectos tácteis – caminhe no escuro até o banheiro, sem acender as luzes, estará estimulando a atividade cerebral, a criação de novas sinapses, estará, numa imagem, tirando a poeira dos neurônios. Do mesmo modo, a leitura e a prática de jogos contribuem não só para desacelerar a perda de conexões como estimulam a criação de novas sinapses. No caso da leitura, por exemplo, a pessoa precisa fazer uso de dois canais importantes do cérebro, um deles é o que permite a compreensão da grafia – e veja como as conexões acontecem –, o qual, por sua vez, conecta-se à base de dados da linguagem, comparando e selecionando o que é visto com o que está armazenado. E com o segundo canal, outra área é ativada, a qual decodificará as informações da linguagem e permitirá que a pessoa descubra e compreenda novas mensagens. É um processo altamente complexo e feito com brilhantismo pelo cérebro – e em questão de milésimos de segundos!

O que está por trás desses procedimentos é a tentativa de abrir a mente para outras realidades, outros ambientes. A vida moderna, à medida que encurta distâncias em uma série de atividades, contribui para que o ser humano se especialize em poucas áreas. Muitas vezes, estamos trocando conforto – que, em algumas vezes, pode ser um nome emprestado do campo da preguiça – por um punhado de conexões que estamos deixando de fazer. Se para estacionar um carro a pessoa gasta energia suficiente para apertar um botão, pois as câmeras e os sensores do veículo não só corrigem a trajetória como estacionam efetivamente o carro, a quantidade de estímulos nesse momento é pequena. Se tudo na vida se resumir ao aperto de botões é possível imaginar o que vai acontecer com nossa capacidade cognitiva. Podemos até viver mais, mas certamente não seremos senhores de nossa mente.

Estímulo mental e imaginação como realidades

Outro aspecto instigante é a capacidade do cérebro de reproduzir ambientes imaginários como se fossem realidades. É incrível a influência disso em nossa vida. Nos anos 1970, foi feito um estudo muito interessante com prisioneiros de guerra norte-americanos que haviam lutado no Vietnã e que conseguiram voltar para os Estados Unidos. Entre os vários grupos desses prisioneiros, havia os que não tinham esperança de voltar, os que não acreditavam que sobreviveriam – e muitos desses morreram deprimidos logo que voltaram –, os que eram mais otimistas e achavam que escapariam de algum jeito e outros que foram considerados neutros, pois não tinham grandes expectativas de ser libertados, mas acabaram se conformando com a situação. Havia, porém, um grupo diferente, formado por jovens que, antes de ser recrutados, eram, em sua maioria, jogadores de basquete e, alguns, de golfe, em suas cidades. Esses jovens, quando prisioneiros no Vietnã, imaginavam ou rememoravam os momentos em que praticavam o seu esporte nos Estados Unidos. Eles mentalmente, fechando os olhos, reproduziam os movimentos de várias jogadas, por exemplo, os que jogaram basquete tentavam acertar a bola na cesta, imaginavam a trajetória da bola, a força de impulsão da mão, os passos necessários para a jogada, assim como os que jogavam golfe pensavam no movimento do taco, na batida da bola, sua trajetória, enfim, tudo mentalmente reproduzido e calculado, tal qual eles haviam vivido no passado.

Esses jovens jogavam uma partida inteira em sua mente. Na verdade, reviviam aquelas partidas, imaginavam certamente algumas variáveis de jogadas, outras possibilidades, mas de tal forma que todas as sensações eram reproduzidas. A grande surpresa desse estudo é que quando esses soldados voltaram para casa, depois que a guerra terminou, eles conseguiram jogar praticamente no mesmo nível daqueles jovens que não haviam ido para a guerra – ao contrário dos soldados que não fizeram esse tipo de exercício mental e que precisaram refazer todos os treinamentos. Os que haviam treinado mentalmente tinham quase os mesmos níveis de acerto, as jogadas precisas, e tudo fazia crer que eles haviam treinado realmente durante aquele tempo. A conclusão do estudo mostrava que podemos estimular e ativar os canais e os neurônios que dão avisos à motricidade do corpo mentalmente. É o que se chama de visualização criativa. Da periferia podemos estimular o cérebro e ele pode estimular a periferia. E é um bom uso que fazemos de algo que até poderia ser descrito, aparentemente, como uma falha: o cérebro não distingue muito bem o que é realidade daquilo que não é. Por isso, existem pessoas que revivem traumas, sofrem com fantasias, têm fobias e acreditam tanto em realidades imaginárias. Diodge Norman comenta em seu livro que a neuroplasticidade prova que nossa identidade é instável. Nossos comportamentos não são guiados por um conjunto de regras fixas, mas são construídos através de uma complexa série de grandes processos biológicos imprevisíveis e em constante mudança.

Outro exemplo é um trabalho de Harvard da década de 1990, em que alguns neurologistas ensinaram para dois grupos de pessoas que nunca haviam tocado piano a sequência das notas, mostrando qual dedo deveria se movimentar e permitindo que ouvissem a nota tocada. Um grupo, o da "prática mental", ficou imaginando em frente ao piano a ação de tocar a produção musical, duas horas ao dia, durante cinco dias. O outro grupo, o da "prática física", tocava verdadeiramente. Os mapas cerebrais de todos os participantes foram verificados antes e depois das atividades. O resultado foi que ambos grupos souberam fazer a sequência de música e ambos tiveram mapeamento cerebral semelhante. Surpreendentemente, depois de uma sessão, o grupo que apenas imaginou produziu a mesma mudança no sistema motor que o outro grupo que se movia, que tocava o piano em si. Ao final de cinco dias, o grupo que tocou o piano teve maior mudança na área motora, embora os que apenas imaginaram tenham apresentado níveis de estímulo bastante significativos.

Arejar a mente é uma necessidade para a saúde

Daí a importância de trabalhar todos os segmentos do cérebro e tentar identificar áreas de acomodação, monocórdicas, para que se possa buscar atividades que permitam o contraste, a compensação. Se a pessoa trabalha o dia inteiro com informática, por exemplo, ela poderá fazer trabalhos de jardinagem, cerâmica, artesanato. Se a pessoa trabalha em atividades braçais, deve tentar aprender a jogar xadrez, uma coisa não exclui a outra. Médicos reunidos conversam sobre o quê? Medicina. Advogados, entre si, só falam de Direito; engenheiros, de Engenharia; enfim, é uma tendência comportamental e natural nos aglutinarmos com aquilo que nos assemelha, mas isso pode nos isolar – e, então, empobrecer nosso intelecto. É um comportamento que o cérebro reproduz ao limite, com a morte do neurônio. Há uma frase muito curiosa que ilustra bem isso: "É insano esperar resultados diferentes se fazemos sempre as mesmas coisas.". Não é a matemática ou o xadrez que vão fazer uma pessoa ser mais ou menos inteligente – termo aqui usado no sentido de maior ou menor capacidade de conexões –, mas a diversidade, o contato com diferentes saberes, diferentes percursos, novas realidades.

O mundo todo só cresceu na adversidade. Diante de obstáculos, instintivamente procuramos alternativas. Podemos (e por que não?) buscar novos caminhos o tempo todo, no trajeto do trabalho para casa, por exemplo: por que repetir sempre o mesmo caminho e privar os olhos e o cérebro de novas paisagens? Isso não custa muito. Contudo, permanecer fiel a caminhos rotineiros custa, no mínimo, a estagnação de uns bons neurônios.

Há vários sinais que podem alertar a pessoa para problemas no cérebro. A falta de memória, o esquecimento simples, mas corriqueiro, é um deles. Entretanto, há outros fatores, como estresse, mudanças de humor, algumas dificuldades com a linguagem, desorientação espacial, depressão, entre outros. Em situações como essas, é preciso analisar cada caso e trabalhar a situação de acordo com a necessidade do paciente. No Kurotel, todos os nossos psicólogos estão preparados para cuidar de pacientes nessas condições, pois foram capacitados pela equipe da Neuropsicologia da PUC-RS e trazem rica experiência nesse campo. Além disso, um paciente que nos chega com sinais similares a esses que mencionei, ou mesmo outros, passa inicialmente por uma bateria de dezesseis testes de memória, em que são analisados todos os tipos de memória que podem estar prejudicados, como a memória numérica, a fisionômica, de atenção ou concentração – que são casos distintos –, ou seja, com vistas a diferenciar cada um desses sintomas.

Além disso, se for o caso, a pessoa se submete a uma ressonância magnética de crânio e encéfalo e passa, no Kur mesmo, em consulta com um médico neurologista, que avaliará os resultados de toda aquela bateria neuropsicológica, mais a imagem cerebral e os demais exames clínicos e laboratoriais. Essas análises bioquímicas poderão indicar eventuais interferências, por exemplo, do cortisol (o hormônio do estresse), que, quando aumentado, impacta a memória; os níveis de vitaminas B12 e B9 (mais conhecida como ácido fólico), que interferem na capacidade de armazenamento da memória; o TSH, que é o hormônio da tireoide, anemia, entre outros. Enfim, é feita a análise laboratorial, a análise dos marcadores neuropsicológicos, do exame físico geral e da anatomia do cérebro, para saber se há ou não alguma atrofia, se há sinais de demência – doenças neurodegenerativas, entre elas o Alzheimer – etc. Com isso será possível compreender melhor o que está acontecendo e entender as razões que fazem com que esse paciente apresente os déficits de memória alegados ou outra sintomatologia. E assim, depois dessa compreensão, poderemos preparar o tratamento de "fitness para os neurônios" mais adequado para aquele paciente.

O tratamento consiste de exercícios, da ativação de algumas memórias, por meio do treinamento neuropsicológico e de um método desenvolvido aqui no Kur, que é a fisioterapia neuropsicológica, que trabalha bastante os princípios de memória espacial, fundamentais para a autonomia desse paciente. No caso do diagnóstico de workaholismo, são feitas oficinas específicas para melhorar a relação do paciente com o trabalho e estimular sua criatividade que, na maior parte das vezes, está comprometida. Assim, cognição e afeto são tratados conjuntamente. As pessoas que pontuaram com significância nas escalas de estresse, ansiedade e depressão ou que, especialmente referiram sofrimentos emocionais, recebem mais atenção nesses aspectos. Quando o humor não está bem, e esse é o primeiro passo, há o comprometimento da atenção que, por sua vez, é pré-requisito para a consolidação da memória. Ao mesmo tempo, ao melhorar o emocional, o cognitivo também responde e o desempenho do cérebro, como um todo, tende a ser mais satisfatório. O programa dura duas semanas. E pode significar o início de uma grande recuperação.

Alimentação ainda faz a diferença

É preciso prestar atenção ao que comemos se quisermos cuidar bem do cérebro e, de modo geral, da saúde. Muitas vezes nos esquecemos de que nossas células são formadas por nutrientes, cujas propriedades influenciam diretamente as respostas bioquímicas de nosso cérebro. Os neurônios, assim como as demais células do organismo, são formados por nutrientes, e a relação deles com nossa disposição de humor (ânimo) e capacidade cognitiva é muito grande. Se há alimentos com mais nutrientes do que outros, é razoável imaginar que alimentos mais ricos em nutrientes terão uma influência saudável maior em nossas células. Um estudo publicado pela British Medical Association mostrou que o consumo de *junk food* – alimentos com alto teor calórico e níveis reduzidos de nutrientes – está relacionado à baixa capacidade de raciocínio. Por outro lado, segundo o estudo, uma dieta livre de alimentos processados, de gorduras saturadas e de elevada taxa glicêmica pode ser saudável para o cérebro e se associar à percepção de maior bem-estar.

Os alimentos que influenciam no humor de uma pessoa são aqueles que possuem nutrientes que facilitam a comunicação de um neurônio com outro (gerando as sinapses). Dos nutrientes essenciais para que isso ocorra, destacam-se o ferro, as vitaminas D, E e as do complexo B – especialmente as B6, B9 e B12. Assim como níveis baixos no sangue de vitamina E predizem o declínio físico, segundo trabalho publicado no *The Journal of the American Medical Association*, outro estudo recente do *Journal PLOS One* mostra que níveis baixos de vitamina B12 estão relacionados com a progressão de lesões em massa cerebral branca. Baixa vitamina D está claramente relacionada à maior chance de depressão, segundo publicação do *The American Journal of Clinical Nutrition*. Por outro lado, outras publicações na mesma revista científica mostram que níveis elevados de vitaminas B6, B12 e D estão associados a menores índices de depressão, e a suplementação de ácido fólico e vitamina B12 se mostrou efetiva para melhorar a memória após o seguimento de dois anos. Além dos suplementos, na natureza, esses nutrientes são encontrados em cereais integrais, vegetais escuros, carnes magras e ovos, entre outros.

Outro nutriente que se destaca no papel do metabolismo cerebral é o ácido graxo essencial Ômega 3 (composto de EPA e DHA, gorduras do tipo ácidos graxos poli-insaturados). Trata-se de um componente da membrana neuronal, e por isso é fundamental na seleção dos elementos que vão para o interior do neurônio, além de ser importante na transmissão dos impulsos nervosos. Um trabalho publicado na *Current Medical Chemistry* mostrou que o Ômega 3 está associado à neurogênese em modelo animal, que é a capacidade de fazer novos neurônios em hipocampo, ao mesmo tempo em que houve melhora no processamento cognitivo e comportamental após sua ingestão.

Para a saúde do cérebro e do corpo, o fundamental é manter uma alimentação boa e balanceada diariamente, com a prevalência dos alimentos mais naturais, em detrimento dos chamados produtos alimentícios. De maneira geral, tente ingerir ao menos quatro porções de frutas e verduras por dia. Isso ajudará a garantir a presença de boa parte dos nutrientes essenciais para a produção adequada de neurotransmissores como serotonina, dopamina e acetilcolina, com a consequentemente melhora do humor.

Relaxamento mental, meditação e atenção plena

Se, por um lado, falei dos benefícios do estímulo mental e dos efeitos da visualização criativa, por outro lado, trarei também o cuidado do cérebro a partir do seu relaxamento. Trabalhos muito promissores, especialmente da última década, mostram que o resultado da meditação para o cérebro não é substituído pela estimulação, ou melhor, os benefícios são distintos e, muito possivelmente, complementares.

Compreendo que meditação é um termo recentemente usado, embora já aceito pela Medicina. Na minha época de faculdade, esse assunto não fazia parte dos temas abordados, e muito menos do rol de tratamentos a serem propostos. Entretanto, com o passar dos anos, chamou a atenção da ciência os desfechos que grupos de pessoas que realizavam a meditação estavam obtendo para a saúde física. Os resultados são os mais diversos, mas mostram desde redução da pressão arterial e redução da medicação anti-hipertensiva, durante o período em que se está fazendo uso regular da meditação, como publicado no *American Journal of Hypertension*, até a redução da isquemia do miocárdio (infarto), conforme retratou o *The American Journal of Cardiology*, provavelmente em razão da melhora da pressão arterial, associada à diminuição dos marcadores inflamatórios do sangue e dos hormônios do estresse e, também, ao maior autocuidado do indivíduo. Não estou dizendo que as pessoas devem abandonar seus medicamentos para fazer meditação, apenas que ela é, sem dúvida, uma aliada interessante para a saúde física.

Ora, se esses benefícios ocorrem para a saúde física, é de esperar que esses resultados também ocorram no cérebro e, portanto, para a saúde mental e emocional. Sim, não pense que uma pessoa que passa a fazer meditação ficará "desconectada" e, por isso, menos criativa ou produtiva. Ao contrário, o ato de focar a atenção durante alguns minutos por dia melhora o processo de criatividade posterior à prática, como mostra um estudo do *The Journal of Creative Behavior.* Os benefícios podem ser conseguidos não só no nível da percepção ou do subjetivo, que seria fácil de esperar em uma pessoa que busca a meditação, porém, há também uma mudança anatômica em pessoas que praticam a meditação com frequência e regularidade. Um trabalho de Sara Lazar e colaboradores, publicado no *NeuroReport*, mostrou que o córtex pré-frontal e a ínsula anterior direita são mais espessos em meditadores que praticam quarenta minutos por dia, quando comparados com indivíduos que não meditam. Outro aspecto encontrado é que as diferenças entre grupos são mais pronunciadas em pessoas mais idosas. Essas áreas são de grande importância, pois são envolvidas na atenção e no processamento sensorial. Outro trabalho muito interessante, do Instituto do Cérebro do Hospital Israelita Albert Einstein, mostrou, através de ressonância magnética funcional e da análise da volumetria de diversas áreas cerebrais, que é possível distinguir se uma pessoa é um meditador regular ou não, com 94,87% de acurácia, apenas vendo a imagem cerebral. Das 121 áreas estudadas, algumas foram especialmente importantes, como o giro pré-central direito, putâmen basal direito e tálamo bilateral. Em outras palavras, quem pratica meditação regular e disciplinadamente tem benefícios cerebrais e até anatômicos.

No Kurotel, temos usado as técnicas de *mindfulness* (que poderia ser traduzida como "atenção plena na respiração") e de outros tipos de meditação para ajudar os pacientes com ansiedade, estresse elevado, insônia, compulsão alimentar e dor crônica. Os resultados da prática, relatados qualitativamente pelos próprios pacientes e por psicólogos e médicos, têm sido muito favoráveis. Para compreender melhor e dar continuidade em casa, além de a instrutora de ioga acompanhar em grupo ou individualmente o paciente interessado, a psicóloga realiza um workshop científico e prático sobre o tema, para ser seguido após a estadia no Kur. A técnica tem tido ótima adesão durante e mesmo depois da experiência em nossa clínica. E isso é relatado por profissionais liberais, mulheres do lar e até grandes empresários com agendas lotadas de compromissos. Isso porque o resultado fala mais alto que qualquer possível antigo preconceito.

Vale lembrar que essa é uma técnica simples e que praticamente não requer custos. Além disso, depois de aprendida, ela pode ser feita em casa, diariamente. Assim, colocamos a meditação, por meio de pessoas voluntárias treinadas e comprometidas, dentro de um programa que organizamos juntamente com a Academia do Sistema Único de Saúde (SUS) da Prefeitura Municipal de Gramado (RS). Fizemos uma parceria para que a equipe técnica e científica do Kurotel possa passar informação e apoio para o grupo de hipertensos, diabéticos e obesos. Certamente, essas pessoas também deverão apresentar melhoras de seus estados de humor e de seu cérebro.

Orientações práticas para a meditação – passo a passo

Meditação passo a passo[1]

Segundo a prática de Atenção Plena na Respiração (mindfulness)

1) Adote uma posição confortável. Sente-se ereto, se puder, e deixe seu corpo se acomodar na superfície. Mantenha os olhos fechados ou semicerrados, relaxados, e solte a testa.

2) Aos poucos, achegue-se ao seu próprio corpo, sentindo o seu peso

1 Fonte: Centro de Vivência em Atenção Plena – Stephen Little.

e as sensações na pele. Perceba que você está "aqui e agora, neste local, neste momento". Conecte-se com a consciência de como está se sentindo, com uma atitude de suave curiosidade.

3) Aos poucos, torne-se consciente do seu abdômen. Calmamente, deixe as sensações da respiração nessa região aparecem aos poucos, preenchendo sua atenção. Em vez de se perguntar: "como a respiração deveria ser?", esteja aberto a ela, seja qual for sua qualidade. Preste especial atenção à expansão e ao encolhimento do abdômen. Perceba que os movimentos estão continuamente mudando e concentre sua atenção dentro desse fluxo de sensações.

4) Deixe apenas a respiração fluir, num ritmo natural, e foque a consciência nas sensações do corpo, conforme ele interage com o fluxo da respiração. Lembre-se: a respiração não é uma ideia, é uma experiência física que acontece em todo o corpo.

5) Experimente "ancorar" a consciência da respiração na região do abdômen.

6) Cada vez que sua mente divagar, traga-a de volta à respiração e ao corpo, com cuidado. Sua atenção pode ser arrastada várias vezes por pensamentos ou outras sensações no corpo, mas é normal. Não importa quantas vezes for necessário voltar à respiração no abdômen. Simplesmente vivencie tudo isso e, de modo suave, retorne sua atenção às sensações da respiração com paciência, sem se castigar. Permaneça nesse processo por entre cinco e dez minutos, renovando sua atenção na respiração cada vez que se perder em pensamentos ou outras sensações.

7) Dê tempo a si mesmo para absorver os efeitos da prática. Um minuto é suficiente. Não se apresse para dar início à sua próxima atividade e leve os frutos da sua meditação para o mundo, para sua vida cotidiana.

Capítulo 9

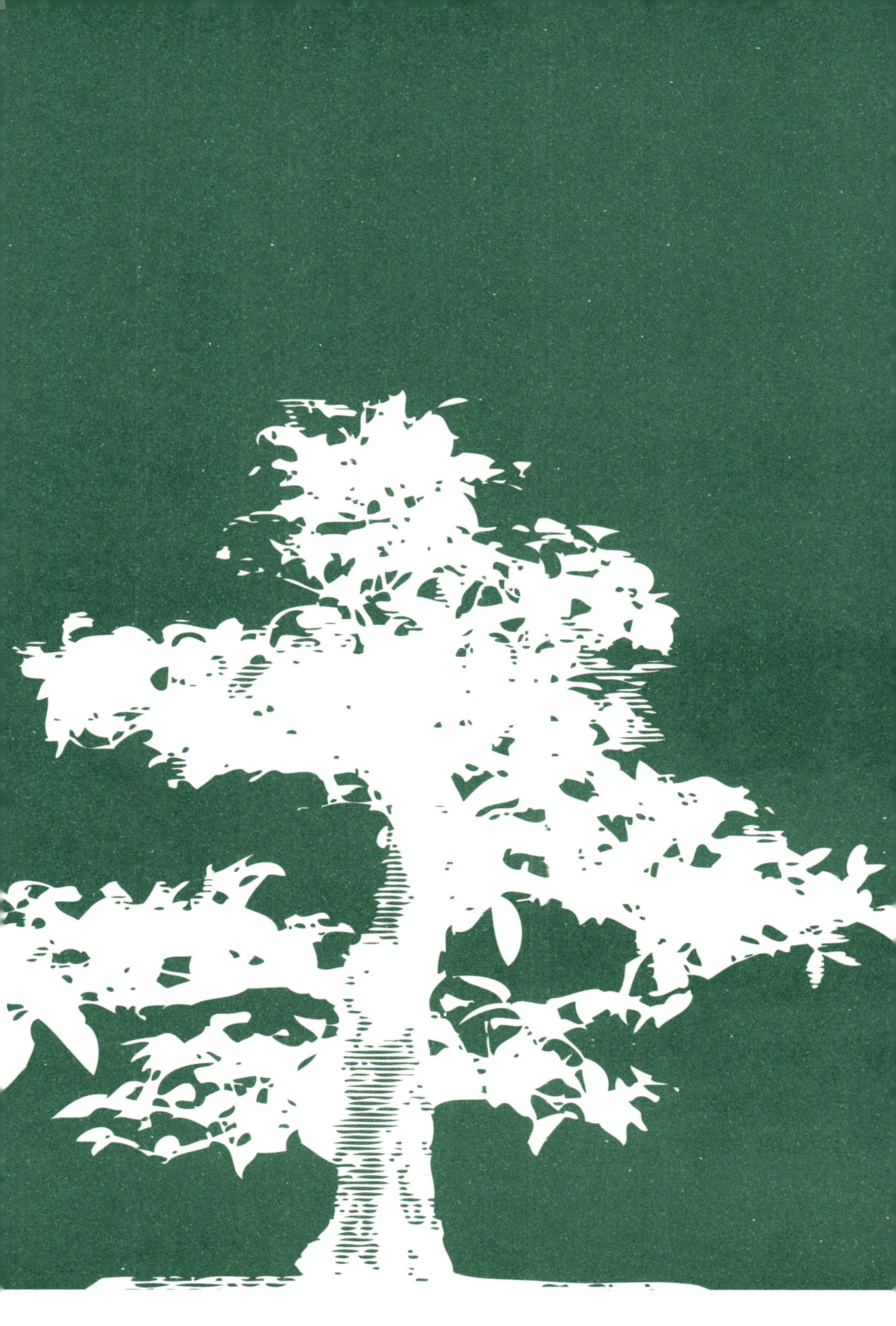

Longevidade: não basta viver mais, é preciso viver melhor

Como já sabemos, estamos vivendo mais. Em 1982, quando abrimos o Kur, a expectativa de vida do brasileiro era de 61,8 anos, segundo o Instituto Brasileiro de Geografia e Estatística (IBGE). Hoje, falamos em 74,6 anos, ainda segundo esse órgão. Em 1991, o aumento da expectativa de vida subia em média dois meses a cada ano, e hoje esse aumento é de cinco a seis meses anuais. Isso indica que estamos vivendo mais a cada ano. As razões são várias, mas basicamente podemos mencionar o fato de que a Medicina, hoje, e gradativamente, dispõe de mais recursos para tratar doenças que, no passado, nem suspeitávamos que existiam; há também visível melhora das condições básicas de vida, incluindo saneamento em um número cada vez maior de regiões do globo; e as pessoas, de modo geral, estão mais informadas.

Em razão disso e do nosso propósito de existir, em 2001 o Kurotel passou a ser também um centro de longevidade, um espaço dedicado a prolongar a idade biológica de um indivíduo. Aparentemente, trata-se de uma só tarefa, porém, na verdade, implica a junção de uma série de atividades e medidas, que passo a explicar. O que fazemos, num primeiro momento, é alinhar os ponteiros, para possibilitar que a idade biológica da pessoa seja compatível com sua idade cronológica – a idade de nascimento. Qual é a característica mais comum na população atualmente? Cada vez mais pessoas jovens e envelhecidas. Ao mesmo tempo, há pessoas com idade cronológica mais avançada, mas ainda jovens – no físico, no pensamento, na visão de mundo, na disposição para viver. Lembro-me de um paciente que chegou ao Kurotel, aos 92 anos, com a seguinte alegação: "Eu preciso estar bem, pois tenho de tocar agora mais uma usina de açúcar e álcool, tenho de fazer mais em uma entidade filantrópica que ajudo, tenho muita coisa ainda para fazer.". Com 92 anos, esse paciente estava preocupado em estar bem porque tinha muita coisa para fazer ainda. Outro paciente, com 86 anos, também no Kurotel, me disse: "Doutor, estou me sentindo muito bem, só a minha libido é que diminuiu um pouco.". Esse senhor escreveu um livro sobre a atividade dele, ajudou a escrever a constituição de seu país – era estrangeiro –, ele me deu um livro de presente, estava cheio de projetos, queria levar os netos para passear, e estava um pouco preocupado com sua libido. Pessoas como essas são exemplos de jovens. Trabalham todos os dias, sentem-se desafiadas o tempo todo, no sentido de que podem dar mais de si mesmas, estão vivendo intensamente a vida.

De outro lado, temos pessoas que jogaram a toalha com menos de 40, 50 anos, estão desanimadas, não têm mais desafios, estagnaram, não se veem como protagonistas na vida delas, estão, como popularmente se diz, seguindo a corrente, dispersivas, aleatórias, sem motivação de nenhuma espécie. Aqui o alinhamento é essencial.

Creio que vale a pena mencionar alguns dados. Por causa do aumento da expectativa de vida, que já comentei, o Brasil chegará em 2025 sendo o sexto país mais longevo do mundo, segundo o *World Health Statistics*, de Genebra. Nessa projeção não estão incluídas as mortes causadas por fatores externos, como acidentes de trânsito e homicídios, que têm aumentado em nosso país e puxam a média para baixo e, ao mesmo tempo, são consideradas a melhoria das condições gerais de saúde, além da significativa redução progressiva da taxa de mortalidade infantil.

O Brasil é um jovem país de cabelos brancos! Existem hoje, aqui, mais de 20 milhões e meio de idosos, e mais de 24 mil pessoas com mais de 100 anos. No mundo, são mais de 250 mil pessoas com 100 anos ou mais e, em 2040, estima-se que uma em cada quatro pessoas será idosa.

A expectativa de vida, em termos de quanto se pode chegar, não mudou tanto assim nos últimos anos. Biologicamente, temos a capacidade de viver bastante. Por exemplo, tanto o brasileiro José Agnelo dos Santos – candidato a ser o mais idoso do mundo, com 126 anos – como a cazaque Sakhan Dosova – registrada como, supostamente, a mais idosa do mundo, com 130 anos (ela morreu em 2009) – viveram sem ter acesso aos atuais desenvolvimentos tecnológicos e científicos durante todo o período de sua vida. O que tem mudado é que uma massa populacional muito maior tem chegado a ser octagenária e nonogenária, por exemplo. Imagine usar a atual tecnologia e as próximas, que chegarão em breve, em prol da biologia que já nos permite viver mais tempo. Alguns autores acreditam que, se sobrevivermos aos próximos dez anos, poderemos, com certa facilidade, chegar aos 150 anos. Embora isso seja difícil de mensurar, e mais ainda de afirmar, sabemos que existem áreas que prometem grande alento a diversas doenças, como as terapias de reparo ao DNA e ao RNA, a nanotecnologia, a modulação hormonal segura, a terapia com células-tronco, a reposição de nutrientes, a interface digital para cérebro e vísceras ou membros biônicos, a manutenção da telomerase (parte do cromossomo que controla a divisão celular e seu tempo de vida), entre tantas outras possibilidades.

Não se discute, portanto, a capacidade de a ciência nos manter vivos por um impressionante período de tempo no futuro. Isso ocorrendo, certamente todos nos beneficiaremos. Contudo, ainda não é suficiente para que tenhamos uma vida com qualidade. O que percebemos, por vários estudos e mesmo em nossa experiência no Kurotel, é que os aspectos que caracterizam uma pessoa longeva estão muito próximos da natureza, aqui entendida como o cultivo de hábitos alimentares saudáveis, atividades físicas, caminhadas, bom humor, estar de bem com a vida, capacidade de ser flexível, de ter resiliência (capacidade de suportar traumas e de se adaptar a novas situações) etc. É claro que há indivíduos que manifestam esses traços com mais intensidade, mas é perfeitamente possível trabalhar e estimular essas características em todas as pessoas. Fazemos isso com grande sucesso. Muitos, com razão, dizem que é bem difícil mudar a personalidade de alguém, mas há outros meios: podemos mudar o perfil de condicionamento da pessoa, podemos trabalhar, em conjunto com o paciente, uma série de aspectos que poderão mudar sua conduta. Isso é treino, consciência, desejo de mudar. E é possível fazer.

O primeiro passo é que a própria pessoa acredite nela mesma, que ela se sinta capaz de mudar seus hábitos, sua conduta em relação a esses aspectos, abandonar os "pensamentos mágicos", de que alguém, um médico, ou algum remédio será capaz de fazer isso por ela. Ela precisa tomar as rédeas de sua vida. Viver mais ou viver menos é uma definição de cada um – salvo os casos em que os aspectos genéticos não contribuem; mas, mesmo nesses casos, se a pessoa tiver um estilo de vida saudável, poderá superar uma carga genética não muito favorável. É possível – e aconselhável – a mudança. Aqueles que se dispuseram a mudar aqui no Kur, também mudaram sua expectativa de vida. Os que não mudaram, muitos não estão mais aqui para contar.

Sentido para a existência

Parte do plano de longevidade consiste em ajudar o paciente a elaborar um projeto estratégico de vida. Essa é uma etapa fundamental e, ao contrário do que se imagina, a maioria das pessoas não tem isso claro. No Kur, por exemplo, muitas vezes recebemos pacientes responsáveis por empregar de 20 a 30 mil funcionários, ou mais. São pessoas de sucesso que, para quem olha de fora, inspiram admiração, são motivo de orgulho pelos empreendimentos que realizam e por gerenciar todas essas atividades com maestria. Contudo, quando as olhamos de perto e pensamos no que elas representam para o mundo, descobrimos que internamente muitas delas estão desestruturadas, descompassadas, apresentam evidentes desequilíbrios entre suas idades cronológica e biológica, com sérios transtornos afetivos, com sua vida, de modo geral, comprometida violentamente.

Muitas vezes, o sucesso obtido naquilo que uma pessoa faz não se reproduz necessariamente no que ela é. É comum encontrarmos executivos, dirigentes, políticos, pessoas famosas, de modo geral, que obtiveram grande êxito em suas empresas e em suas atividades, porém, que fracassaram enquanto pessoas. Às vezes, a excessiva dedicação, sobretudo quando emoldurada pelo sucesso, mascara imaturidade emocional, dificuldades com relacionamentos, família, filhos e até desejos pessoais, que são suprimidos ou encobertos porque a pessoa – em função do que está à sua volta – não se permite esses caprichos.

É claro que uma pessoa que se esconde de si mesma, que mascara seus desejos, na maior parte das vezes, e de maneira inconsciente, não consegue se encaixar no sucesso que ela mesma produz por meio de suas iniciativas, certamente terá muitas frustrações e decepções. E, como sabemos, isso impactará seu estilo de vida, porque, conscientemente ou não, ela tentará compensar esse déficit de satisfação com outros recursos, que podem estar na bebida, nas drogas, na falta de cuidados com a alimentação, enfim, com um desregramento crônico – ou com um engessamento moral que a fará fechar todas as portas para a vida. Viver menos, nessas condições, é apenas uma das consequências.

A falta de horizontes é uma característica de indivíduos assim. Por isso, buscamos ajudá-los a construir um plano estratégico, uma visão de futuro, a tentar responder como eles se veem daqui a cinco anos. Perguntamos, por exemplo, como estará no futuro em relação aos seus netos, aos familiares, que desejos tentará realizar – o que não é uma tarefa fácil para alguém assim, mesmo que não haja problemas financeiros ou de ordem material. Tentamos provocar reflexões nesse sentido, fazendo com que a pessoa consiga se enxergar, em sua contribuição para com os outros, além dos aspectos materiais. Ela pode, por exemplo, ajudar a formar pessoas, a orientar seus filhos, netos e outros indivíduos, claro, pode ter uma participação em empreendimentos sociais, descobrir-se artista, poeta, fotógrafo, enfim, há uma série de coisas que podem ser feitas e que certamente trarão prazer e sentido de realização.

Torno a dizer, isso não é fácil. Pela nossa experiência no Kur, posso afirmar, muitos são céticos, muitos são bastante resistentes, não acreditam nesse tipo de mudança, mesmo estando em nosso centro. Vem-me à memória o caso de um paciente em condições muito parecidas com essa. Como sequela de um ato cirúrgico para a retirada da próstata após diagnóstico de câncer, ele adquiriu um desconforto orgânico muito difícil de detectar e, consequentemente, resolver. Ele passou pelos melhores centros médicos no mundo para investigar o problema e não conseguiram aliviar aquele desconforto escrotal. Chegou aqui totalmente cético, com essa pergunta-desafio: "O que o senhor pode fazer para devolver minha qualidade de vida?". Conversamos durante muito tempo, ele me falou das investigações, dos exames de sensibilidade de nervos, tomou cortisona, pois se supunha que fosse um processo inflamatório, enfim, falou-me da frustração terrível que sentia e, claro, das razões de sua descrença. Tinha problemas de insônia, tomava medicação forte, que interferia em seu metabolismo e em sua memória. Já havia experimentado alguma medicação natural, como melatonina, um sonífero natural, havia feito acupuntura, e nada funcionou. Perguntei-lhe se havia sido aventada a possibilidade de que talvez aquele desconforto fosse de ordem psicológica. Ele nunca tinha pensado nisso. Disse que talvez o problema não estivesse na periferia, talvez estivesse na central. Ele aceitou fazer esse tipo de investigação, algo que sequer havia sido sugerido antes. E de fato isso se confirmou.

Menciono esse caso porque, diante da resistência, é comum a pessoa, de antemão, afastar qualquer alternativa. Às vezes, o principal problema a ser resolvido é a quebra de barreira, a destruição da crença negativa do tipo "isso não pode funcionar", "isso é bobagem", "isso não vai dar certo". O paciente precisa estar predisposto ou temos de sugerir que ele crie essa predisposição – o que, no nosso caso, não é exatamente complicado, uma vez que temos diversos exemplos e relatos de situações que exemplificam esse tipo de comportamento. Isso é algo transparente, que distingue nossa forma de atuar porque o paciente confia em nossas propostas. A partir do momento em que ele aceita alguma proposta de mudança, um campo enorme se abre, tudo flui, nós não brigamos mais com a dor, não lutamos contra a doença, nós nos aliamos ao paciente para encontrar ou resgatar a saúde dele.

No entanto, no dia a dia, nem sempre a pessoa tem essa percepção. Para ter ideia de como vive para si o dia presente: ela acorda, alimenta-se, trabalha e dorme. Isso é um ciclo, ela está fechada, rumina o cotidiano, é como se abrisse contagem, começasse a contar os dias que faltam para tudo acabar. Você pede que essa pessoa pense, reflita sobre os próximos cinco, dez anos de sua vida, e ela simplesmente não tem essa imagem, não tem essa perspectiva. É comum ouvirmos: "Como pensar daqui a cinco, dez anos? Eu tenho coisas para resolver hoje, agora, no dia de hoje, não posso parar para pensar no futuro, não tenho tempo para isso.". Isso é máquina, esse procedimento faz parte de uma engrenagem, tudo está rodando junto, a vida da pessoa é apenas um lubrificante para que essa engrenagem não pare. Não há tempo para viver a vida.

Essa pessoa não tem visão de longo nem de médio alcance. Ela nunca pensou nessa hipótese, até porque isso vai lhe gerar apreensões, pois exigirá a tomada de algumas posições na vida que ela não quer ou para as quais não está preparada. Ou mais: há casos em que o sujeito é corajoso para vencer, tomar posições arrojadas em negócios, mas comporta-se como alguém intimidado diante de si mesmo, pois tem medo de correr riscos em âmbito emocional, afetivo ou pessoal. O envolvimento árduo com o trabalho passa a ser uma espécie de terapia ocupacional: o sujeito se ocupa no dia a dia para não ter de pensar no amanhã ou não olhar verdadeiramente o dia de hoje.

Uma das novas abordagens psicológicas feitas quando falamos em longevidade centra-se na inversão de uma pergunta que costumávamos fazer às crianças: "O que você quer ser quando crescer?". Na longevidade, o princípio condutor é o mesmo: "O que você quer ser quando envelhecer?". É uma pergunta honesta, pois a resposta se encontra em algumas escolhas que fazemos na vida. Ou seja, é possível responder a essa pergunta por meio de nossos atos e desejos. É uma pergunta que tem de ser feita sobretudo porque o que até então era um "risco", o de viver mais, muito mais até, está se tornando a cada dia uma certeza, uma expectativa muito concreta de acontecer. E como vimos anteriormente, "viver mais" por si só não dá conta do que definimos como "viver bem". Portanto, temos de começar a fazer essa pergunta aos 50, aos 60, aos 70 anos: "Como *queremos* estar daqui a trinta anos?", no lugar de pensar em "Como vamos estar daqui a trinta anos?".

A ideia dessa pergunta é estimular as pessoas a ter sonhos. Se não há sonhos, não há vida. Os sonhos são cestas de energia: é onde temos de colocar nosso empenho, nossa dedicação, a capacidade de realizarmos coisas. Às vezes a pessoa investiu energia por muitos anos numa empresa, num tipo de raciocínio, e se acanha diante da perspectiva de mudar. Contudo, mudar é importante. E o que aconteceu antes não impedirá que ela mude, que planeje algo diferente, algo, aliás, que caiba em seu futuro. O que se exige é que ponha sua energia de vida, que é preciosa, em coisas que sejam motivadoras, façam com que ela acorde a cada dia querendo mais fazer aquilo que planejou. Mudar não é mais problema (não mudar é que é problema), e o tamanho da mudança é indiferente. Você pode ser médico hoje e amanhã querer ser arquiteto, compositor, geólogo ou ser outra coisa, o que quiser, ao mesmo tempo. É possível, claro, o que se precisa saber é quanto disso cabe em sua vida, quanto disso se conecta com sua energia interior, aquela que pode movimentar suas ações para realizar seu desejo.

O momento não é apenas propício como enseja a mudança. É preciso valorizar a riqueza do conhecimento adquirido ao longo da vida. Antigamente, nossos antepassados, quando chegavam aos 50, 60 anos, costumavam dizer ou pensar: "Como seria diferente minha vida se, com a experiência e o conhecimento que tenho hoje, tivesse de volta minha juventude.". Fazia, naquele momento, algum sentido esse lamento. Contudo, hoje isso não se justifica. A pessoa chega aos 50 ou aos 60 anos e tem pela frente uma estrada enorme por caminhar. E a decisão de percorrê-la com toda a riqueza do conhecimento e da experiência adquiridos na vida é só dela.

Movimento para viver mais

Pense nisso: 60% das pessoas que usam seus carros se deslocam para percorrer distâncias menores que dois quilômetros. Considere: a semana tem 168 horas e eu sugiro a você que faça apenas três horas de exercício físico, seja ele qual for, por semana. Seria possível deixar mais o carro na garagem para caminhar, por exemplo? Espero que sua resposta seja sim. Estudos científicos nos permitem concluir que a atividade física regular e a adoção de um estilo de vida ativo são necessários para a promoção da saúde e da vitalidade durante o processo de envelhecimento. No Kurotel, a atividade física é estimulada não somente entre idosos, mas também entre adultos e crianças, como forma de prevenir e controlar as doenças crônicas não transmissíveis que aparecem mais frequentemente durante a terceira idade, e também como meio de manter a independência funcional.

Atualmente, sabemos que a prevenção de osteoporose não se dá na velhice, mas já no adulto jovem. Nosso pico de massa óssea ocorre entre 30 e 35 anos, e é antes disso que devemos fazer nossas reservas de cálcio e de todos os agentes fixadores de cálcio para que haja boa constituição do osso.

As atividades mais estimuladas são as aeróbicas de baixo impacto, assim como o exercício com pesos, para proporcionar a manutenção da força muscular dos membros superiores e inferiores – aspecto importantíssimo no idoso. Do mesmo modo, o equilíbrio e os movimentos corporais totais fazem parte dos programas de atividade física na terceira idade. As evidências sugerem que a atividade física regular e o estilo de vida ativo têm papel fundamental na prevenção e no controle das doenças crônicas não transmissíveis, especialmente aquelas que se constituem na principal causa de mortalidade: as doenças cardiovasculares e o câncer. Além disso, a atividade física está associada também a melhor mobilidade, capacidade funcional e autonomia durante o envelhecimento.

Somos enfáticos ao reafirmar que tão importante quanto estimular a prática regular da atividade física aeróbica ou de fortalecimento muscular, as mudanças para a adoção de um estilo de vida ativo no dia a dia do indivíduo também são parte fundamental de um envelhecer bem-sucedido.

Apenas para ilustrar, descrevo 51 benefícios decorrentes da opção de fazer exercícios regularmente – embora existam muitos mais:

1. Melhora do equilíbrio musculoesquelético.
2. Melhora da capacidade cardiorrespiratória.
3. Redução da pressão arterial.
4. Diminuição do LDL, colesterol (ruim).
5. Aumento do HDL, colesterol (bom).
6. Redução de proteína C reativa.
7. Redução de processos inflamatórios.
8. Redução de triglicerídeos.
9. Melhora da oxigenação tecidual.
10. Redução da esteatose (gordura) hepática.
11. Diminuição de ateromas (placas de gorduras nas artérias).
12. Redução das chances de câncer.
13. Redução das chances de metástases.
14. Melhora do prognóstico em relação ao câncer.
15. Redução de risco cardiovascular.
16. Redução de chances de infarto.
17. Diminuição das chances de evento vascular encefálico.
18. Redução da trombose venosa profunda.

19. Melhor controle glicêmico.
20. Redução da resistência à insulina.
21. Melhora do diabetes.
22. Melhora dos sintomas do climatério.
23. Redução da constipação intestinal.
24. Melhora dos sintomas da andropausa.
25. Maior abandono do tabagismo.
26. Menor fissura pelo tabaco.
27. Menor chance de começar a fumar.
28. Maior abandono do uso de drogas.
29. Maior abandono do abuso de álcool.
30. Melhora da autoestima.
31. Aumento da percepção positiva diante da vida.
32. Melhora da postura.
33. Melhora da habilidade social.
34. Melhora da habilidade comunicativa em deficientes auditivos e visuais.
35. Melhora da adaptação em crianças autistas.
36. Melhora estética.
37. Redução da lipodistrofia (celulite).

38. Redução do percentual de gordura corporal.
39. Aumento da massa muscular.
40. Aumento da força muscular.
41. Aumento da massa óssea.
42. Redução de dores crônicas.
43. Diminuição de crises de enxaqueca.
44. Redução dos níveis de homocisteína.
45. Redução de edema de membros inferiores.
46. Redução de sintomas de déficit de atenção e hiperatividade.
47. Melhora do sono.
48. Redução dos níveis de cortisol (hormônio do estresse).
49. Redução dos sintomas de ansiedade.
50. Melhora dos sintomas de depressão.
51. Redução das chances de morte precoce e aumento da longevidade.

Nenhum medicamento é capaz de fazer, sozinho, o que o exercício físico pode fazer por você. Pense nisso.

O controle das variáveis ambientais

O tempo é um fator decisivo na transformação da realidade, da sociedade e do próprio homem. A velhice surge, atualmente, como uma vitória sobre o tempo – tempo que se transforma em longevidade.

Geni Araújo Costa

Desde meados da década de 1980, houve uma diferença muito marcante com relação ao padrão das doenças. Segundo a Organização Mundial de Saúde (OMS), houve diminuição significativa das doenças infectocontagiosas e aumento de doenças cardiovasculares e neoplásicas (tipos de câncer). Esse aumento ocorreu mesmo com o crescente e elevadíssimo custo dos medicamentos em geral (e especialmente para cânceres e doenças do coração). Isso mostra que a medicalização da Medicina não é, sozinha, suficiente para diminuir doenças e aumentar a longevidade.

Na realidade, as doenças que estão tirando precocemente a vida das pessoas caracterizam uma "epidemia" das doenças causadas ou exacerbadas pelo estilo de vida não saudável. Só para que você, leitor, tenha ideia, uma pesquisa que fizemos em julho de 2011 no Kurotel mostrou que 28,2% dos nossos pacientes têm síndrome metabólica, conjunto de fatores específicos causados por má alimentação, estresse e sedentarismo, que, combinados, aumentam a chances de essas pessoas morrerem de doenças do coração, por exemplo. Um quadro que poderia ser absolutamente evitado se o modo de viver praticado fosse saudável.

O fator que tem papel mais importante para a longevidade é o controle das variáveis ambientais. Por exemplo, e para que você possa entender, um puma livre na natureza vive cerca de 9 a 10 anos. Entretanto, se por algum motivo esse animal tiver de ser cuidado em cativeiro, em um habitat o mais parecido possível com o seu habitat natural, e tiver sua nutrição, hidratação e temperatura ambiente manejadas, poderá chegar até os 20 anos. É o caso de animais que foram apreendidos pelo Ibama, por aprisionamento ilegal, e depois ficaram em parques ecológicos. Não estou dizendo que manter um animal em cativeiro é uma boa ideia, muito pelo contrário. Entretanto, esse exemplo serve apenas para mostrar como o controle das variáveis está relacionado ao prolongamento da vida.

Se transpusermos essa ideia para o caso do ser humano, o mesmo ocorrerá. O homem das cavernas, por exemplo, tinha o lobo frontal cerca de três vezes menor que o tamanho atual. Essa estrutura é importante para o planejamento do futuro e interferência no meio. Dessa forma, com a evolução, tivemos a possibilidade de plantar o próprio alimento, posteriormente, refrigerá-lo e, agora, podemos encontrá-lo em todos os locais com extrema variação e prontidão. Essa facilidade de acesso é decisiva para a longevidade. Um indivíduo pode tomar litros de refrigerante e comer muitos hambúrgueres durante um dia, tudo sem precisar caçar ou plantar seu alimento. Por isso, atualmente, estamos vivendo uma epidemia de doenças decorrentes do estilo de vida inadequado. Ao mesmo tempo, o controle das variáveis pode ser extremamente bem aproveitado. As pessoas poderão chegar ao supermercado e escolher a maçã mais compatível com o seu gene (como se fossem números de identidade). Se esse mesmo indivíduo optar por ser ativo fisicamente e controlar a ingestão de nutrientes específicos para sua saúde, a resposta será absolutamente outra e a expectativa de vida, absurdamente maior.

Nutrição e longevidade

Todas as vezes que se senta para uma refeição, você está tomando decisões de vida ou morte.

Pratt & Matthews (2005)

A dura realidade: a maior ingestão energética deve-se aos distúrbios quantitativos ("um quarto do que você come mantém você vivo. Os outros três quartos mantêm o seu médico vivo" – transcrito de hieróglifos encontrados em uma tumba egípcia) e qualitativos (rica em gordura e/ou açúcar) da ingestão alimentar, motivados, invariavelmente, pelo desconhecimento e/ou pela desinformação nutricional. A gordura alimentar de má qualidade somada ao seu cúmplice, o açúcar, têm sido eleitos os vilões nutricionais da obesidade.

A obesidade não é uma doença singular, mas um grupo heterogêneo de condições com múltiplas causas que, em última análise, refletem-se no biótipo obeso. O balanço energético positivo, que ocorre quando o valor calórico ingerido é superior ao gasto, é importante contribuinte para o desenvolvimento da obesidade, promovendo aumento nos estoques de energia e do peso corporal. O início da manutenção de um balanço calórico positivo relativo às necessidades do organismo pode ser consequência tanto do aumento na ingestão calórica como da redução do total calórico gasto, ou os dois fatores combinados. A alta incidência de sedentarismo na população obesa, aliada ao processo de modernização e transição econômica observados na maioria dos países, têm promovido alterações na industrialização da produção alimentícia, o que colabora para o consumo de dietas ricas em proteína animal e gordura de baixa qualidade e baixa em carboidratos complexos. Atualmente, existe maior quantidade de alimentos disponíveis, enquanto a demanda energética da vida moderna tem caído de maneira drástica. A dieta ocidental contribui para cerca de 30% de todos os ataques cardíacos do mundo, como mostra trabalho publicado no Circulation, do *American Heart Association Journals*.

A obesidade é comumente associada a um conjunto de doenças metabólicas, como hipertensão, arteriosclerose, dislipidemia e diabetes melito tipo 2. Do ponto de vista cultural, a substituição crescente da refeição familiar, mais completa e balanceada, pelo *fast-food* das ruas, caracterizado mais pelo sabor (adocicado e gorduroso) que pela qualidade dos seus constituintes, com o determinante incentivo da mídia (bastante comercial e pouco científico), vem confundindo o comportamento nutricional de adolescentes e jovens.

Um trabalho recente publicado no *American Journal of Public Health* mostra que o consumo regular de refrigerante adoçado está associado a um encurtamento de telômero (ponta do cromossomo que participa no controle do tempo que uma célula viverá e que naturalmente se reduz com o passar dos anos). O trabalho que teve como coautora Elizabeth Blackburn, prêmio Nobel de Fisiologia ou Medicina em 2009, foi realizado com 5.309 pessoas entre 20 e 65 anos e mostrou que a essa bebida, diferentemente de outras, foi associada a redução do telômero. Assim, esses dados sugerem que uma aceleração no seu encurtamento está associado a dano oxidativo, inflamação, doenças crônicas (incluindo o diabetes) além da aceleração do processo de envelhecimento.

Em contrapartida, a restrição calórica é um dos principais fatores já estudados e comprovados que aumentam a expectativa de vida. E, para complementar, um estudo da Universidade de Wisconsin-Madison, publicado na respeitada *Science* e, realizado durante vinte anos em primatas mostra que a restrição calórica aumenta a expectativa de vida. Comer pouca quantidade calórica pode "poupar" o sistema gastrintestinal, pois a produção de radicais livres será reduzida e, consequentemente, haverá menor processo oxidativo, isso quer dizer, menor dano às células. Isso gera menos doenças ligadas à oxidação, como as neurodegenerativas, cardiovasculares e neoplásicas. Além disso, pessoas submetidas à restrição calórica têm melhor controle de pressão arterial, colesterol, triglicerídeos, glicemia e indicadores inflamatórios.

Somado a isso, está o benefício da nutrigenômica e nutrigenética – a utilização de um nutriente para auxiliar no reparo do DNA. Com mais conhecimento da genética de cada pessoa é possível prescrever uma dieta que realmente possa interferir no prolongamento da vida. Frutas e verduras são as maiores fontes de antioxidantes e existem evidências crescentes de que a dieta rica em antioxidantes pode proteger contra estresse oxidativo, inflamação, doença cardiovascular e reduzir a mortalidade. Existem mais de 150 mil plantas em nosso planeta, mas comemos, apenas, cerca de 150 delas. Além de esse número ser pequeno, o consumo médio diário por pessoa nos Estados Unidos, por exemplo, não passa de três porções ao dia. Também segundo o National Cancer Institute, a recomendação seria entre cinco e nove porções por dia. Para que você, leitor, possa entender, uma porção equivale, aproximadamente, ao tamanho de sua palma da mão.

E, no que diz respeito ao processo de envelhecimento feminino, a dieta também se mostra claramente relacionada aos hormônios sexuais da mulher. A redução de peso resultante de dieta com baixo percentual de gorduras ajuda a eliminar sintomas de menopausa, como mostra estudo que avaliou 17.473 mulheres. Eliminar em média 3,7 quilos é suficiente para esses benefícios, como mostrou a equipe do Kaiser Permanente Division of Research da Carolina do Norte, nos Estados Unidos.

A árvore da longevidade e a proposta do Kurotel para uma alimentação racional

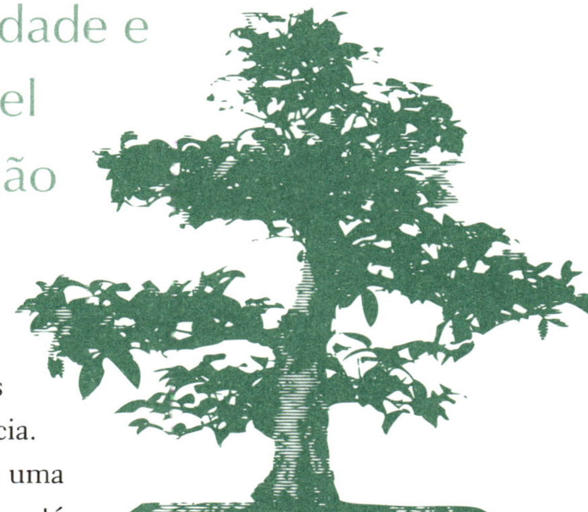

A adoção de práticas saudáveis tem efeitos visíveis em qualquer faixa etária, mas o ideal é iniciá-las já na infância. A vida pode ser comparada a uma árvore: existe a genética, que está no centro de tudo, como em uma semente, a qual definirá não só as características essenciais da espécie, mas também as combinações que farão com que aquele ser seja único e individual. Bons hábitos, como a adoção de uma alimentação equilibrada, são os galhos, as folhas verdes, as flores e os frutos. Os maus hábitos, como estresse fora de controle, tabagismo, alcoolismo, alimentação rica em gorduras de má qualidade e açúcares são ventos excessivos, tempestades e geada, que gerarão os galhos quebradiços e as folhas secas. Ensinamos nossos pacientes a regar a árvore sempre com bons nutrientes, para acumular cada vez mais folhas, flores e frutos de maior qualidade e quantidade, e colhê-los ao longo da vida.

O que determina a qualidade do envelhecimento como um todo é o balanço de todos os hábitos, desde a infância. Contudo, sempre é tempo para começar.

Nosso paciente é ensinado a comer com o cérebro, e não com o estômago. Mais modernamente, surge o termo *mindful eating*, que significa "comer com a atenção plena", que, posso reforçar a você, prescrevemos há anos e é uma das grandes chaves para a longevidade.

Apenas para ter uma ideia, prevê-se que a atividade física somada ao controle do estresse podem aumentar em cerca de trinta anos a expectativa de vida. Quando esses fatores são somados ao não uso ou ao não abuso do álcool, a vida pode ser prolongada em quarenta anos.

No Kurotel, desde a década de 1980, temos trabalhado arduamente para aumentar a esperança de vida e a vitalidade das pessoas. Milhares de pessoas já se submeteram ao nosso processo para reorganizar sua saúde e muitos são seguidores do método Kur no dia a dia. É incalculável o número de anos proporcionados aos nossos pacientes, tanto por diagnosticarmos doenças precocemente quanto por tratarmos delas e mudarmos o estilo desses pacientes.

A pirâmide da longevidade

A pirâmide Kur da longevidade foi criada por mim juntamente com a minha equipe para ilustrar, de forma mais evidente, o que entendemos que influencia substancialmente na expectativa de vida. Embora não se trate de um gráfico, nem mesmo haja uma equação matemática proporcional, de cima para baixo, seguem os aspectos que têm impacto na longevidade, de maior para menor.

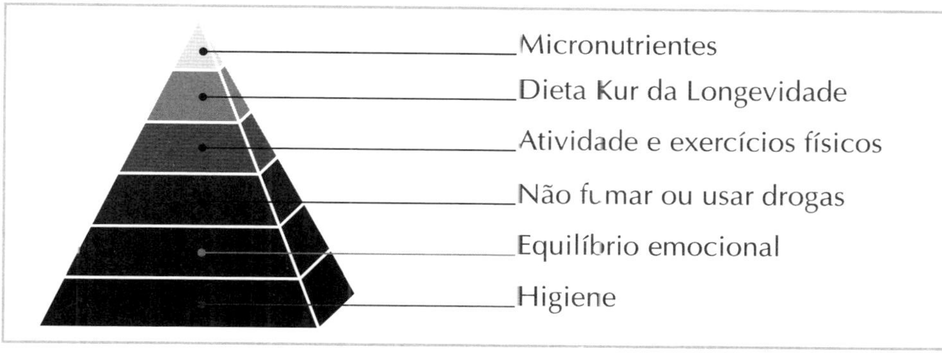
Micronutrientes
Dieta Kur da Longevidade
Atividade e exercícios físicos
Não fumar ou usar drogas
Equilíbrio emocional
Higiene

Orientações práticas

Como vimos, os aspectos que influenciam na longevidade são variáveis, complexos e abrangentes. Estamos longe de esgotar todos os aspectos relacionados à vida longa, embora muito já tenhamos compreendido. A seguir, há apenas algumas recomendações, que considero importantes para que você tenha uma vida longeva e feliz.

1) Mantenha seu *check-up* em dia: isso é essencial seja qual for o objetivo de saúde de uma pessoa e em qualquer etapa da vida. Por isso, nossos pacientes sabem que somos muito enfáticos com relação a esse aspecto. A detecção precoce de doenças ou mesmo de disfunções é de fundamental importância para evitar problemas e interferir de maneira significativa na expectativa de vida.

2) Coma na medida certa: como expliquei anteriormente, a restrição calórica é uma das mais bem documentadas atitudes que podem ser úteis para viver mais. Assim, não passe fome (de modo nenhum), entretanto, termine a refeição quando estiver satisfeito, nunca sentindo que comeu em demasia. Uma alternativa prática pode ser reservar 20% do espaço do prato para não ser preenchido. Escutei de muitos longevos, em meu consultório, que têm esse hábito assimilado.

3) Atenção aos nutrientes: mais do que nunca, à medida que o indivíduo atinge a quinta década de vida, a absorção dos nutrientes que ocorrem no trato gastrointestinal, especialmente na mucosa do estômago e do duodeno – onde começa a haver atrofia – cai significativamente. Assim, solicite ao seu médico que confira os níveis de ácido fólico, vitamina B12 e vitamina D, entre outras. Se estiverem baixos, a suplementação será bem recomendada. Esses são especialmente importantes para a manutenção da boa cognição ao longo do processo de envelhecimento. Ou seja, são benéficos para o humor, a memória e a atenção.

4) Cérebro ativo, sempre: o Alzheimer tem maior incidência em pessoas com baixo nível de instrução. Trabalho publicado no *The New England Journal of Medicine* mostrou que jogos de cartas, jogos de tabuleiro, palavras cruzadas e leitura podem reduzir risco de demência em pessoas com mais de 75 anos. Contudo, lembre-se: quanto mais cedo mantiver o cérebro ativo (em equilíbrio), melhor.

5) Evite álcool, não fume e não use drogas: álcool em moderação. Por diversos fatores, até agora, essa parece ser a recomendação mais ponderada. E para pensar em longevidade, é importante também, desde a adolescência, evitar cigarro e drogas. Não fumantes vivem, em média, dez anos mais que um fumante.

6) Não deixe de tomar seu café da manhã: pesquisa do Instituto de Gerontologia da Universidade da Geórgia averiguou que os centenários, diferentemente de pessoas que não atingiram os 100 anos, não costumam dispensar essa refeição.

7) Dentes muito limpos: quem nunca teve cárie até os 12 anos tem muito menos chances de ter mais tarde. Além disso, pesquisadores da Universidade Harvard identificaram que a inflamação bacteriana da gengiva, causada pelo acúmulo de resíduos alimentares entre os dentes, aumenta em 72% o risco de doença cardiovascular. Não é a

troco de nada que nosso dentista avalia a saúde dos nossos pacientes juntamente com toda a equipe transdisciplinar e nos passa informações valiosas. Para você ter uma ideia, pessoas com pior saúde bucal (medida pelo número de dentes presentes na boca) morrem mais cedo de doenças cardiovasculares em todas as faixas etárias. E em octogenários, a presença de um maior número de dentes é indicativo de maior expectativa de vida.

8) Seja superativo: seja ativo fisicamente, tanto caminhando e fazendo atividades dentro de casa como também fazendo exercício físico. Centenas de trabalhos relacionam a longevidade e a autonomia com a atividade física. A Associação Americana do Coração evidenciou que exercícios diários moderados ajudam a aumentar o tempo de vida em até seis anos. E, se for possível, mantenha a prática do exercício físico junto ao contato com a natureza. Pesquisadores japoneses concluíram que a expectativa de vida de idosos que moram próximos a áreas verdes é maior que a daqueles que vivem cercados de arranha-céus.

9) Parceria: segundo o *Journal of Health Psychology*, pessoas que mantêm longas e bem-sucedidas uniões afetivas têm maior expectativa de vida, quando comparadas com pessoas que se casam novamente ou terminam a vida divorciadas. Isso é válido desde que o casal esteja unido por amor e não por obrigação, conforme aponta o estudo.

10) Para ter saúde, seja legal consigo mesmo – e com os outros: depois de dez anos estudando como a personalidade pode influir no aumento ou na diminuição da expectativa de vida, pesquisadores holandeses concluíram que ter uma atitude positiva pode diminuir em até 55% o risco de morte prematura. Além disso, novos trabalhos têm indicado que, quanto mais altruísta o indivíduo for, maior benefício em termos de aumento de córtex cerebral ele terá. Segundo estudo publicado na revista *Psychological Science*, dar apoio físico ou emocional a outras pessoas reduz em até 60% o risco de morte prematura no idoso.

Capítulo 10

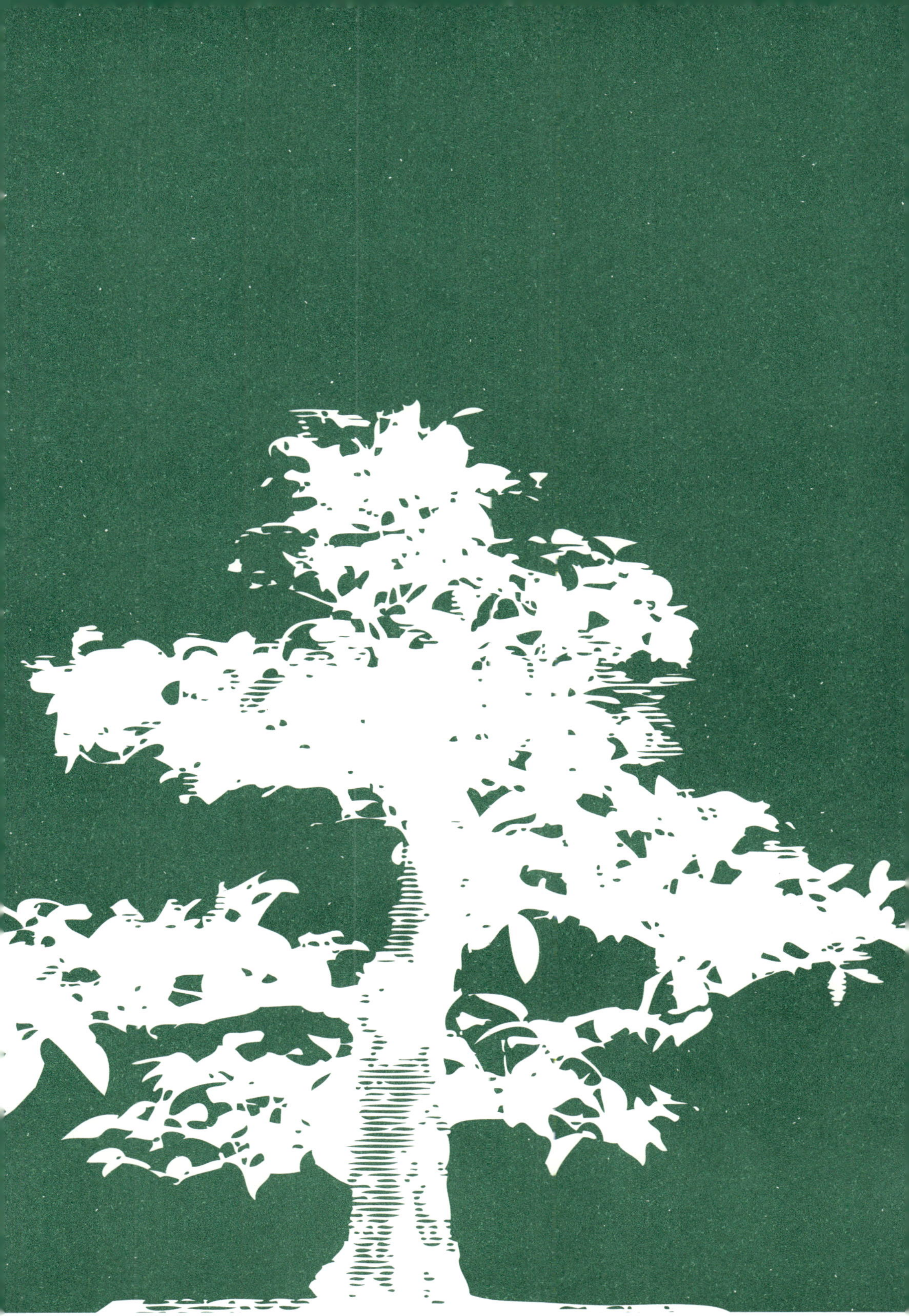

Está em nossas mãos fazer a escolha em prol da saúde

Há uma expressão que foi cunhada por um de nossos pacientes e que em um primeiro momento, pareceu-nos pretensiosa, mas que nos dá uma medida para o que fazemos no Kurotel: A "magia Kur". Esse paciente nos disse isso no momento em que deixava o Kurotel: "Vocês são 'mágicos', nós entramos aqui de um jeito e, 72 horas depois, somos e nos vemos como outra pessoa.". Não posso negar que seja verdade. Isso sempre acontece no Kur e, se juntarmos os dois momentos, a entrada e a hora em que o paciente se "converte" em alguém mais saudável, corajoso, animado com a própria vida, sim, podemos dizer que isso é uma espécie de encantamento. E esse é um sentimento compartilhado por vários de nossos pacientes, de pessoas que nos chegaram dos mais distantes rincões, de diversas partes do mundo, de várias nacionalidades, de diferentes campos de atuação, com problemas crônicos, desconfortos, sobrepeso, estresse, insatisfação, enfim, cada um com sua necessidade. Contudo, você sabe, não vivemos em um mundo de contos de fada. O sucesso de nossos procedimentos e nossos tratamentos, a mudança não demora tanto para ocorrer, o fato é que os poucos dias, em geral duas semanas, que nossos pacientes passam no Kurotel sintetizam décadas de estudo, pesquisa, dedicação e muito trabalho. E é nisso que está a magia: em fazer com que a nossa filosofia, o nosso método, as atividades, a alimentação e a competência de nossos médicos, terapeutas e funcionários – do mais simples ao mais graduado – sejam traduzidos em bem-estar e prevenção permanentes.

A impressão que eu gostaria que você, leitor, tivesse ao terminar de ler este livro é aquela que nossos pacientes expressam quando deixam o Kurotel: um gostinho de quero me cuidar mais e mais, o desejo de retornar logo – por causa do sucesso do tratamento e da atmosfera que encontram aqui –, a certeza de que podem nos procurar a qualquer momento para uma conversa e uma orientação. De certo modo, é o que também me propus ao escrever este livro, de alguma forma quis mostrar a você que, sem dúvida, é possível, sim, recuperar sua autoestima e voltar a acreditar em si. Não estou dizendo que é fácil, que tudo acontecerá como num passe de mágica, mas simplesmente que é possível e depende muito mais de você que de qualquer outra pessoa.

Quando nossos pacientes nos deixam, experimentamos uma sensação de dever cumprido como profissionais da saúde, por termos conseguido ajudar essas pessoas a superar um prognóstico que não era dos melhores, indivíduos cuja saúde, perspectiva de vida e cujo bem-estar estavam comprometidos, e a partir daquele instante essas pessoas tomaram a vida em suas mãos, acreditaram em si e viraram completamente o jogo, de modo favorável ao seu desejo de viver mais e melhor.

De sua parte, os pacientes comemoram sua determinação em vencer o ceticismo com que muitos deles aqui chegaram – desacreditados por terem passado por vários spas e nada conseguirem até então, ou por imposição e desejo da família ou dos amigos, mas sem a convicção pessoal de que era necessário e possível mudar. A grande celebração de nossos pacientes se dá justamente nesse ponto, o ponto da virada, quando saem do Kur como se estivessem recomeçando a viver outra vida, na qual eles serão os verdadeiros protagonistas – e não os seus vícios, seus tormentos, sua angústia, seus medos, sua ansiedade, seu peso, sua doença.

De modo análogo, quando menciono em conversas ou em palestras alguns dos conceitos e casos que aqui relatei, sou procurado por várias pessoas que se mostram muito interessadas em conhecer mais profundamente a filosofia e o método Kur. Isso me faz acreditar – e se reforça com minha experiência – que é grande a possibilidade de que você, leitor, tenha se identificado com algumas das situações aqui apresentadas. E se você chegou até aqui, provavelmente gostaria de conhecer mais e, quem sabe, talvez pudesse até indicar o nosso método para algum amigo ou parente. Em quaisquer desses casos, estamos, claro, à disposição. Contudo, o meu interesse é outro, talvez maior, e se concentra no desejo de fazer você despertar para a necessidade de prevenção, que esteja atento em relação à sua vitalidade e à sua saúde. Se puder resumir meu sentimento em relação a este livro e ao que gostaria de transmitir em uma palavra, seria: comprometimento. O desejo sincero de que você, leitor, se comprometa consigo mesmo em relação às mudanças que gostaria de fazer em sua vida. Este, parece-me, é o passo essencial para que de fato algo positivo aconteça em sua vida.

Embora não tenha pretendido escrever nenhum manual ou catálogo de autoajuda, não posso deixar de reconhecer a existência de alguns aspectos muito práticos que aqui apresentei e que, de fato, fazem parte do nosso dia a dia. Como você sabe, uma longa caminhada – e que sua vida, tomara!, seja longa – começa com um primeiro passo. Entretanto, qualquer passo terá muito mais valor e sentido se nos comprometermos, primeiro, em realizá-lo e, segundo, em nos prepararmos para o próximo. O que quero dizer é que não precisamos abraçar o mundo, ainda que isso seja um desejo maior, mas podemos, aos poucos, fazer pequenas conquistas diárias e nos comprometer com a manutenção dessas conquistas, até atingirmos um estágio em que todas elas acabem naturalmente fazendo parte de nossa vida.

De modo um pouco mais objetivo, quero ainda mencionar a importância da prevenção na saúde, nossa bandeira no Kur. Lembro-me de que, por ocasião dos 30 anos do Kurotel, criamos uma prescrição para um estilo de vida saudável, denominada de "Kuretina". Assim, gostaria de sugerir a seguinte prescrição:

Pegue uma garrafinha de água mineral, de um litro e meio, escreva as seguintes orientações e cole-as no rótulo da garrafa:

> **Posologia** – Tomar meio conteúdo da garrafa, de duas a quatro vezes ao dia, via oral, preferencialmente antes e depois do exercício físico leve-moderado, cinco vezes na semana.
>
> **Indicação** – Indicado na prevenção e como adjuvante para inúmeras doenças.
>
> **Uso em crianças, idosos e outros grupos especiais** – Após o ajuste da intensidade, que deve ser reduzida e supervisionada, o uso poderá ser feito com segurança.
>
> **Efeitos adversos esperados** – Durante o uso da Kuretina, é possível ocorrer redução dos sintomas de depressão e ansiedade, melhora da qualidade do sono, melhora dos índices de pressão arterial e frequência cardíaca, redução das taxas de gorduras e açúcares do sangue, anti-inflamação, redução do risco de doenças cardiovasculares, melhora do diabetes melito, redução das chances de desenvolvimento de cânceres ou do reaparecimento (recidiva) de tumores, redução de dores crônicas, melhora da disposição geral para a vida.
>
> **Orientações ao paciente** – Enquanto estiver usando, manter dieta anti-inflamatória, rica em frutas e vegetais, evitar frituras e açúcares, manter preferencialmente alimentação com restrição calórica, não fumar, não usar drogas, não abusar de álcool, ter sono reparador e, sobretudo, cultivar boas emoções.

Evidentemente, o que está escrito acima é apenas uma "brincadeira saudável". Contudo, essa simples brincadeira tem por objetivo, unicamente, despertar sua atenção para a importância da prevenção e ajudá-lo a compreender como, de fato, a adoção de um estilo de vida saudável tem poder medicamentoso – seja curativo ou profilático – na maior parte das vezes, em nossa vida.

Se eu pudesse fazer uma sugestão, como primeiro passo, indicaria que você fizesse uso das orientações anteriores. Em seguida, que fizesse um inventário de sua vida e de sua saúde – procure estabelecer algum grau de satisfação nessa análise –, e tente ser sensível o suficiente em admitir a possibilidade de que tanto sua vida como sua saúde poderiam estar melhores. Ou não? Se for o caso, aceite essa realidade, admita que as coisas poderiam não ser como são e comprometa-se com a ideia de mudar, mesmo que você não saiba, em um primeiro momento, como isso poderá ser feito. Esse passo é crucial e será incontornável se você realmente se dispuser a mudar. Com o propósito de avaliar sua vida e sua saúde, e comparar com o que até aqui venho propondo, sugiro também a revisão dos seguintes aspectos:

- Qualidade da alimentação e consciência alimentar.
- Uso de álcool, cigarro ou outras drogas.
- Qualidade do sono.
- Exercício físico.
- Exercício mental (estímulo).
- Relaxamento mental.
- Momentos de lazer.
- Momentos com a família e os amigos.
- Planos para o futuro – sonhos.

Então, como estamos? Qual o seu compromisso pessoal para melhorar sua vida e sua saúde hoje?

O poeta Mario Quintana, um paciente nosso especialíssimo, brindou-me com uma frase, que tenho até hoje emoldurada em meu consultório, que nos faz refletir: "O ideal da Medicina é fazer os doentes morrerem com saúde.". Isso contrasta dramaticamente com a ideia de que, se quisermos ser felizes, ou satisfeitos, basta deixar que a vida nos leve. Acho que há um ponto em que podemos intervir, e nesse ponto a Medicina preventiva pode contribuir muito. Contudo, mesmo isso não é suficiente. Estar bem é uma condição para a qual contribuem a qualidade do ambiente, a alimentação saudável, o nível de atividades física e mental que temos. Encontre o equilíbrio em sua vida, descubra-se como um ser universal e viva com o prazer da plenitude! Viver bem é fruto de uma escolha nossa. Uma escolha em prol da saúde.

APÊNDICE

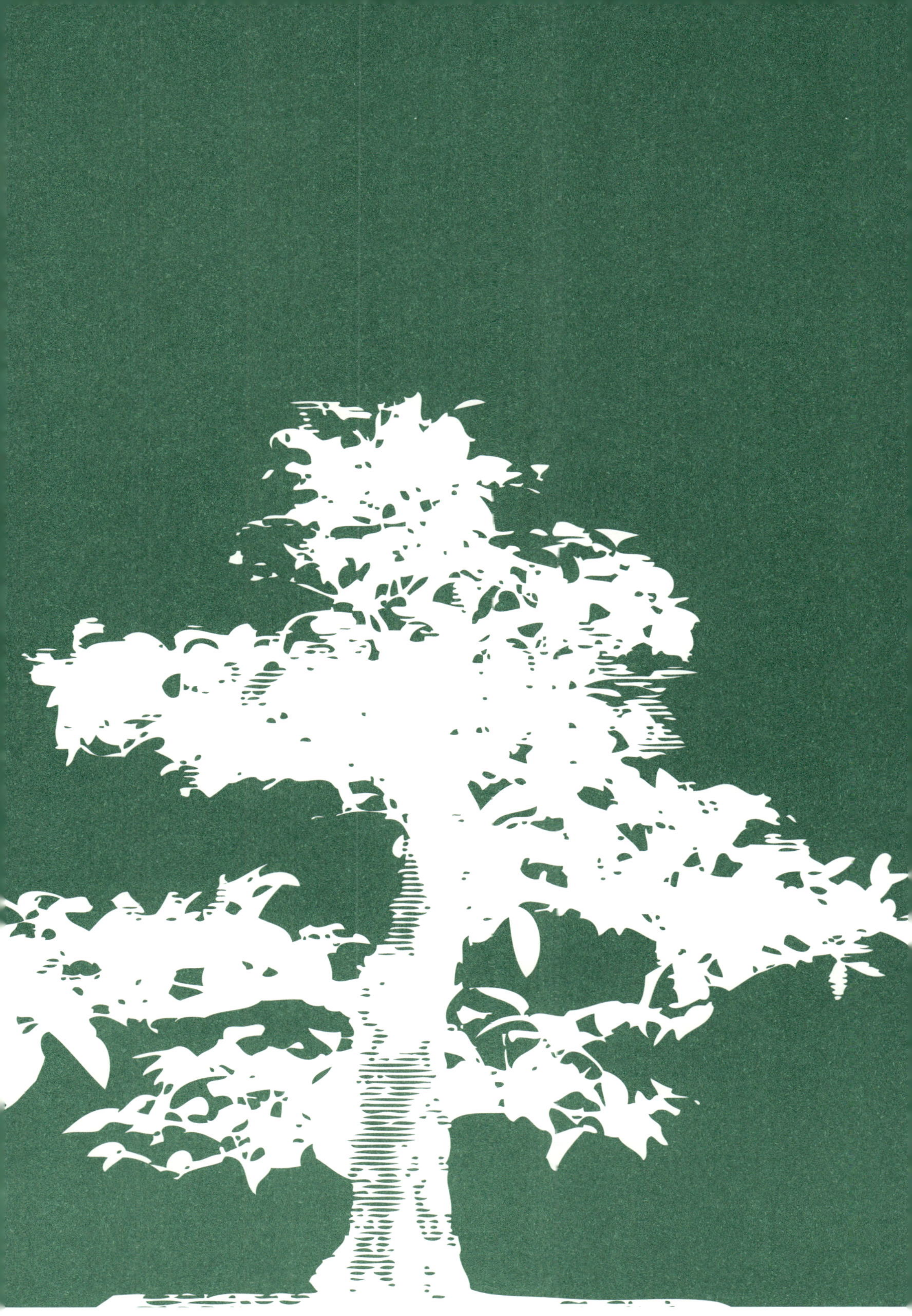

Receitas para ajudá-lo a viver melhor

Receitas para controle do estresse

1) *Suchá* de camomila com maracujá e hortelã

Ingredientes

200 ml de água fervente

1 colher (sopa) de camomila

1 polpa de um maracujá

1 colher (sopa) de hortelã

Modo de preparo

Colocar a camomila na água fervente e abafar. Desligar o fogo e deixar repousar por dez minutos. Reservar e depois coar. No liquidificador, bater a polpa, juntamente com o chá preparado e, por último, acrescentar a hortelã fresca e picada. Servir em seguida.

2) Brownie de grão-de-bico

Ingredientes

1 copo de 200 ml de grão-de-bico cozido e sem sal

1 copo de água

2 ovos

½ xícara (chá) de melado

¼ xícara (chá) de óleo de coco extravirgem

½ xícara (chá) de coco ralado sem açúcar

½ xícara (chá) de castanha-do-pará moída

3 colheres (sopa) de cacau em pó

2 colheres de sopa de semente de linhaça dourada

2 colheres de sopa de farelo de aveia

½ colher de sopa de fermento biológico em pó

Modo de preparo

Colocar todos os ingredientes no processador ou liquidificador até formar uma massa homogênea. Assar em forno preaquecido (180 °C) por 20 minutos.

Receitas para emagrecimento

1) Mousse de chia com cacau e crocante de coco

Ingredientes

Mousse

60 g de cacau em pó

180 ml de agave

400 ml de leite de coco

100 g de chia

Crocante

90 g de coco ralado grosso

40 ml de agave

Modo de preparo

Mousse

Misturar todos os ingredientes com um processador de alimentos ou mixer. Colocar em uma tigela ou em pratos individuais e deixar esfriar por cerca de 30 minutos.

Crocante

Colocar o coco em uma frigideira grande, levar ao fogo médio e ir mexendo até dourar. Acrescentar o agave e mexer mais um pouco.

Montagem

Colocar o mousse de chia embaixo e acrescentar o crocante de coco por cima.

2) Salmão selvagem com purê de biomassa de banana verde e vinagrete de gengibre

Ingredientes

Salmão

600 g de filé de salmão

Pimenta-do-reino branca a gosto

Vinagrete

50 g de gengibre ralado

25 ml de óleo de coco extravirgem

2 unidades de dente de alho picado

35 ml de vinagre balsâmico

1 pitada de sal grosso

Pimenta-do-reino branca a gosto

Purê

250 g de biomassa de banana verde

1 unidade (1 xícara) de caldo de legumes caseiro orgânico: 1 cebola média picada + 1 dente de alho + 2 talos de aipo + 2 tomates grandes picados sem casca + 1 cenoura média em rodelas para 1 litro de água (pode-se deixar congelado para facilitar)

1 colher de sopa de óleo de coco extravirgem

Pimenta-do-reino branca a gosto

Modo de preparo

Salmão

Preparar os filés, temperar e assar a 180 °C por aproximadamente 10 minutos.

Vinagrete

Bater todos os ingredientes e peneirar.

Purê

Levar a biomassa, o caldo de legumes e o óleo de coco extravirgem para esquentar em fogo brando. Com o caldo, deixar a biomassa em consistência cremosa. Adicionar os temperos.

Montagem

Montar o purê em formato de cama aberta com a colher. Dispor as fatias ou postas de salmão por cima. Regar com o vinagrete.

Receitas para desintoxicação e antitabagismo

1) Suco verde

Ingredientes

2 maçãs

2 folhas de couve

½ xícara (chá) de hortelã

1 lasca de gengibre (aproximadamente uma colher de café)

1 cenoura ou 1 pepino grande

Modo de preparo

Lavar as maçãs, cortá-las ao meio e retirar as sementes. Picar em pedacinhos e jogar no liquidificador (obs: não acrescentar água).

Pressionar repetidas vezes o botão pulsar do liquidificador, enquanto empurra as maçãs picadas contra a hélice, utilizando um pepino ou uma cenoura para fazê-lo.

Acrescentar as folhas de couve picadas grosseiramente, a hortelã e o gengibre.

Dica: Se tiver, acrescentar um punhado de brotos de alfafa, trigo ou feijão.

Por fim, adicionar a cenoura ou o pepino usados para empurrar os ingredientes.

Coar em um coador de pano e tomar em seguida.

2) Dip de vegetais

Ingredientes

2 cenouras médias ou 10 cenouras baby

2 pepinos

1 porção de salsão (cerca de 10 folhinhas)

1 nabo

3 aspargos verdes crus

½ copo de iogurte desnatado

1 colher (sopa) de azeite de oliva

2 a 3 colheres (sopa) de mostarda Dijon

1 pitada de sal ou 1 colher (sopa) de molho inglês e cheiro-verde picado

Modo de preparo

Cortar todos os legumes em tiras e deixá-los de molho em uma vasilha com sal, uma colher (sopa) de vinagre e um pouquinho de água (o suficiente para cobrir) por **pelo menos** 1 hora. Escorrer e dispor em um copo bonito, mergulhados nos ingredientes restantes.

Receitas para ajudar a prevenir o câncer

1) Creme de licopeno

Ingredientes

6 unidades de tomate picado

2 unidades de pimentão vermelho sem pele e sem sementes

1 unidade de cebola picada

1 colher (sopa) de óleo de coco extravirgem

1 unidade (1 xícara) de caldo de legumes caseiro orgânico: 1 cebola média

picada + 1 dente de alho + 2 talos de aipo + 2 tomates grandes picados sem casca + 1 cenoura média em rodelas para 1 litro de água fervido por 20 minutos (pode-se deixar congelado para facilitar)

1 colher (sopa) de agave

2 unidades de cravo

Páprica picante a gosto

1 pitada de sal

½ dente de alho

4 folhas de louro

Modo de preparo

Diretamente na chama, tostar os pimentões até a casca ficar preta. Com o auxílio de uma tigela com água, retirar a casca. Abrir os pimentões e retirar as sementes.

Saltear a cebola no óleo de coco, acrescentar a páprica e adicionar tomate, pimentão, louro, agave e cravos.

Cozinhar em fogo baixo, mexendo sempre até os tomates ficarem macios. Se necessário, adicionar água.

Remover o louro e cravos. Bater até virar um creme homogêneo e voltar para o fogo baixo.

Esquentar e temperar com sal e alho.

2) Salada de grão germinado de quinua, rúcula e cebola roxa

Ingredientes

Salada

1½ xícara (chá) de quinua em grãos

1 unidade pequena de cebola roxa em fatias

8 tomates cereja

1 alho-poró picado fino

½ maço de rúcula

Água

Molho

1 colher (café) de açafrão ou cúrcuma

Suco de meio limão

2 colheres (sobremesa) de azeite de oliva

1 colher (café) de sal marinho

Para enfeitar: sementes de gergelim

Modo de preparo

Deixar a quinua coberta com água por 6s horas. Após esse período, misturar a quinua com o alho, a cebola e os tomates cereja. Fazer um molho misturando limão, sal marinho, cúrcuma e azeite, e despejar sobre a salada, misturando para incorporar o sabor. Servir sobre cama de folhas de rúcula.

Receita para saúde do cérebro

1) Atum em crosta de linhaça e gergelim

Ingredientes

600 g de atum

30 g de linhaça dourada

30 g de linhaça marrom

30 g de gergelim branco

1 pitada de sal do Himalaia

Pimenta-do-reino branca a gosto

Modo de preparo

Preparar os filés de atum, temperar e empanar com a mistura de linhaças e gergelim. Assar a 180 °C por aproximadamente dez minutos. Servir imediatamente com o acompanhamento da sua preferência.

2) Müsli Kurotel

Ingredientes

1 xícara (chá) de quinua em flocos

1 xícara (chá) de arroz flocado

1/2 xícara (chá) de gergelim

1/4 xícara (chá) de semente de linhaça

1 colher (sopa) de semente de chia

2 colheres (sopa) de pólen desidratado

1 xícara (chá) de castanha-do-brasil laminada

1 pitada de sal do Himalaia

1/3 xícara (chá) de xarope de agave

2 colheres (sopa) de óleo de coco extravirgem

2 colheres (sopa) de suco de laranja

Modo de preparo

Misturar os ingredientes secos em uma assadeira. À parte, misturar o agave, o óleo e o suco de laranja. Regar os secos com a mistura. Espalhar sobre uma assadeira grande. Assar por aproximadamente 1 hora a 90 °C, misturando tudo a cada 15 minutos.

Receita para longevidade

1) Congro ao molho de açaí com farofa de banana

Ingredientes

Congro

10 unidades de filé de congro

2 ½ unidades de dente de alho picado

Suco de 2 limões

1 pitada de sal marinho

Pimenta-do-reino branca a gosto

Molho de açaí

300 g de polpa de açaí

100 ml de agave

2 unidades de canela em pau

260 ml de vinho branco

2 unidades de anis-estrelado

1 pitada de sal marinho

2 colheres (sopa) de farinha de arroz

200 ml de água

Farofa de banana

300 g de farinha de milho flocão

2 colheres (sopa) de manteiga clarificada

4 unidades de banana-prata

2 unidades de cebola em cubinhos

160 g de cenoura ralada fina

3 unidades de dente de alho

3 colheres (sopa) de salsa picada

2 colheres (sopa) de cebolinha picada

10 colheres (sopa) de caldo de legumes

1 pitada de sal marinho

Pimenta-do-reino branca a gosto

Modo de preparo

Congro

Fazer um corte decorativo e colocar os filés para marinar com limão, alho, sal e pimenta. Aquecer uma frigideira, adicionar um pouco de azeite e selar os filés nos dois lados.

Molho de açaí

Cozinhar a polpa, o vinho e o agave com sal e especiarias. Deixar no fogo até reduzir. Dissolver a farinha de arroz na água e misturar ao molho. Deixar engrossar. Se necessário, peneirar.

Farofa

Colocar o azeite em uma panela e levar ao fogo baixo com a cebola. Mexer de vez em quando até dourar levemente. Acrescentar o alho espremido. Saltear por alguns instantes e colocar a farinha. Depois juntar a banana cortada em rodelas não muito finas. Acrescentar o caldo na quantidade necessária para umedecer e acertar os temperos. Salsinha e cebolinha no final.

Montagem

Ao lado esquerdo, adicionar o molho por cima do filé de congro. Ao lado direito, arrumar o tomate recheado. Por cima do filé, deixando cair para os lados, adicionar a farofa.

Observações sobre o prato: decorar com a cebolinha curvada e salsinha desidratada. Sem glúten, sem lactose e sem ovo.

2) Salada antioxidante

Ingredientes

Queijo aromatizado

5 bolinhas de queijo de búfala

½ unidade de cebola em conserva

½ colher (chá) de vinagre de fruta

15 ml de suco de limão

15ml de azeite extravirgem

1 colher (chá) de manjericão

1 colher (chá) de salsa

1 pitada de sal marinho

Pimenta vermelha a gosto

Vinagrete de mirtilo

1 xícara (chá) de mirtilo fresco picado (outras frutas desidratadas que podem substituir o mirtilo são: uva-passa escura, goiaba ou jabuticaba)

120 ml de vinagre balsâmico

1 dente de alho picado

½ unidade de cebola em conserva

120 ml de agave

240 ml de azeite extravirgem

1 pitada de sal marinho

Pimenta (vermelha, preferencialmente)

Para a montagem

10 folhas de agrião

5 folhas de alface frisée

5 folhas de alface roxa rasgada

10 morangos frescos filetados

Modo de preparo

Queijo

Mesclar os temperos e adicioná-los ao queijo. Deixar com aspecto rústico e reservar.

Vinagrete

Bater os ingredientes no liquidificador até homogeneizar. Emulsionar com o azeite. Ao final, mesclar o mirtilo (ou a fruta escolhida) desidratado, sem bater.

Montagem

Mesclar os verdes e arrumar as pétalas de queijo ao redor. Colocar o molho em uma cumbuca ao lado esquerdo. Decorar.

Lista de referências

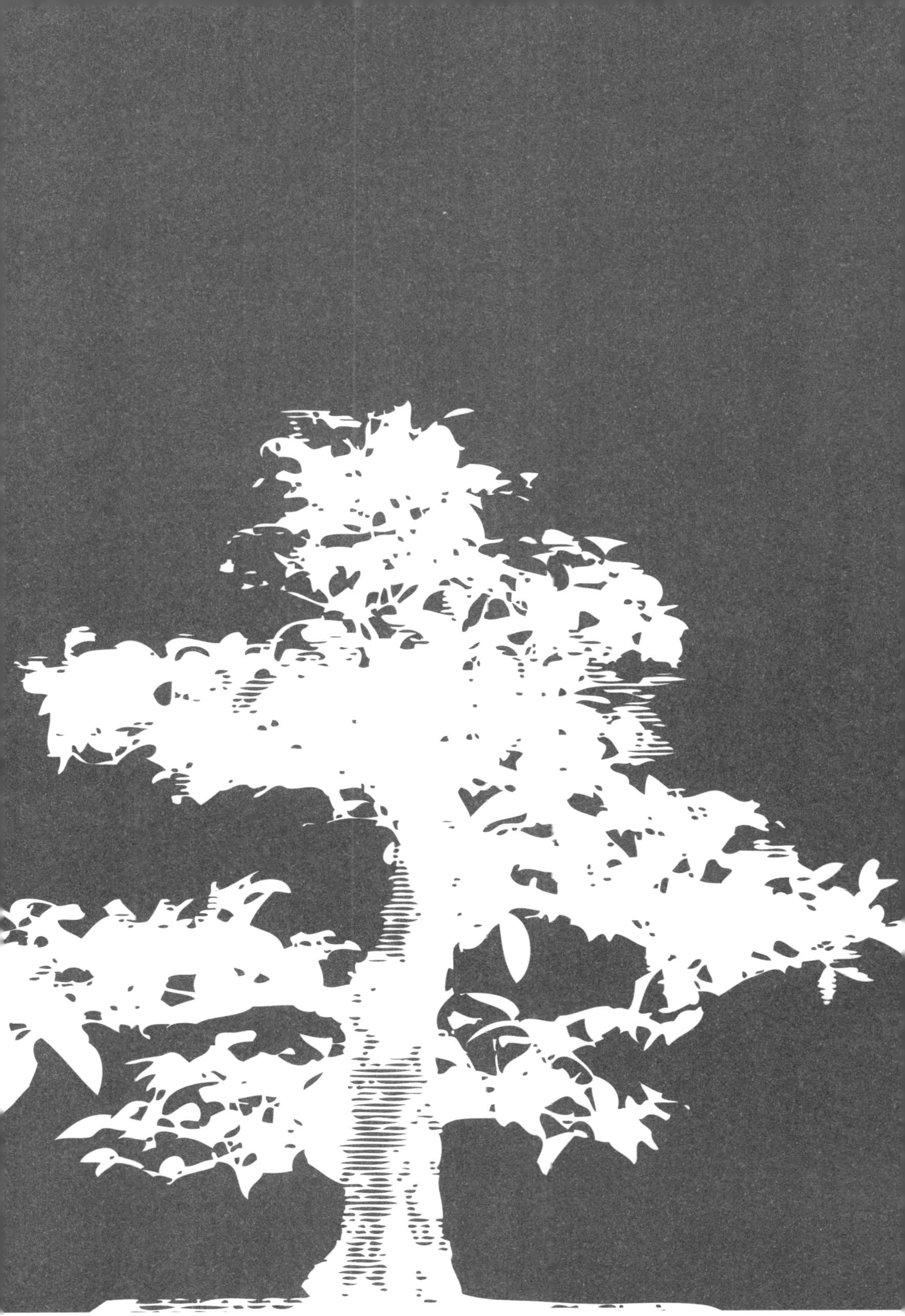

- Agência Internacional de Pesquisa em Câncer (International Agency for Research on Cancer): <http://www.iarc.fr/>. Acesso em: 19 dez. 2014.
- Agência Nacional de Vigilância Sanitária: <http://portal.anvisa.gov.br/wps/portal/anvisa/home>. Acesso em: 19 dez. 2014.
- American Institute for Cancer Research (AICR): <http://www.aicr.org/>. Acesso em: 19 dez. 2014.
- *American Journal of Hypertension*: <http://ajh.oxfordjournals.org/>. Acesso em: 19 dez. 2014.
- British Medical Association: <http://bma.org.uk/>. Acesso em: 19 dez. 2014.
- Current Medical Chemiestry: <http://benthamscience.com/journal/index.php?journalID=cmc>. Acesso em: 19 dez. 2014.
- Doidge, Norman M. D. (2007). *The Brain That Changes Itself: Stories of Personal Triumph from the Frontiers of Brain Science*. Acesso em: 19 dez. 2014.
- Faculdade de Saúde Pública (FSP) da Universidade de São Paulo (USP): <http://www.fsp.usp.br/site/>. Acesso em: 19 dez. 2014.
- Instituto Brasileiro de Geografia e Estatística (IBGE): <http://www.ibge.gov.br/home/>. Acesso em: 19 dez. 2014.
- Instituto do Cérebro do Hospital Israelita Albert Einstein: <http://www.einstein.br/pesquisa/instituto-do-cerebro/Paginas/instituto-do-cerebro.aspx>. Acesso em: 19 dez. 2014.
- Instituto Nacional do Câncer (Inca): <http://www2.inca.gov.br/wps/wcm/connect/inca/portal/home>. Acesso em: 19 dez. 2014.
- *Journal of Health Psychology*: <http://hpq.sagepub.com/>. Acesso em: 19 dez. 2014.
- National Cancer Institute: <http://www.cancer.gov/>. Acesso em: 19 dez. 2014.

» *NeuroReport*: <http://journals.lww.com/neuroreport/pages/default.aspx>. Acesso em: 19 dez. 2014.

» Organização Mundial da Saúde (OMS): <http://www.who.int/en/>. Acesso em: 19 dez. 2014.

» Pascual-Leone, A., *Nguyet, D., Cohen, L.G., Brasil-Neto, J.P., Cammarota*, A., *Hallett, M. J*. "Modulation of muscle responses evoked by transcranial magnetic stimulation during the acquisition of new fine motor skills". *Neurophysiol*. 1995, Sep.; 74(3): 1037-45.

» *Psychological Science*: <http://www.psychologicalscience.org/>. Acesso em: 19 dez. 2014.

» *The American Journal of Cardiology*: <http://www.ajconline.org>/. Acesso em: 19 dez. 2014.

» *The American Journal of Clinical Nutrition*: <http://ajcn.nutrition.org/>. Acesso em: 19 dez. 2014.

» *The American Journal of Public Health*: <http://ajph.aphapublications.org/>. Acesso em: 19 dez. 2014.

» *The Journal of Creative Behavior*: <http://onlinelibrary.wiley.com/journal/10.1002/(ISSN)2162-6057>. Acesso em: 19 dez. 2014.

» *The Journal of the American Medical Association*: <http://jama.jamanetwork.com/journal.aspxhttp://jama.jamanetwork.com/journal.aspx>. Acesso em: 19 dez. 2014.

» *The New England Journal of Medicine*: <http://www.nejm.org/>. Acesso em: 19 dez. 2014.

» *The Western Journal of Medicine*: <http://westjem.com>. Acesso em: 19 dez. 2014.

» World Cancer Research Fund: <http://www.wcrf-uk.org/>. Acesso em: 19 dez. 2014.

» World Health Statistics: <http://www.who.int/gho/publications/world_health_statistics/en/>. Acesso em: 19 dez. 2014.

Caderno de fotos

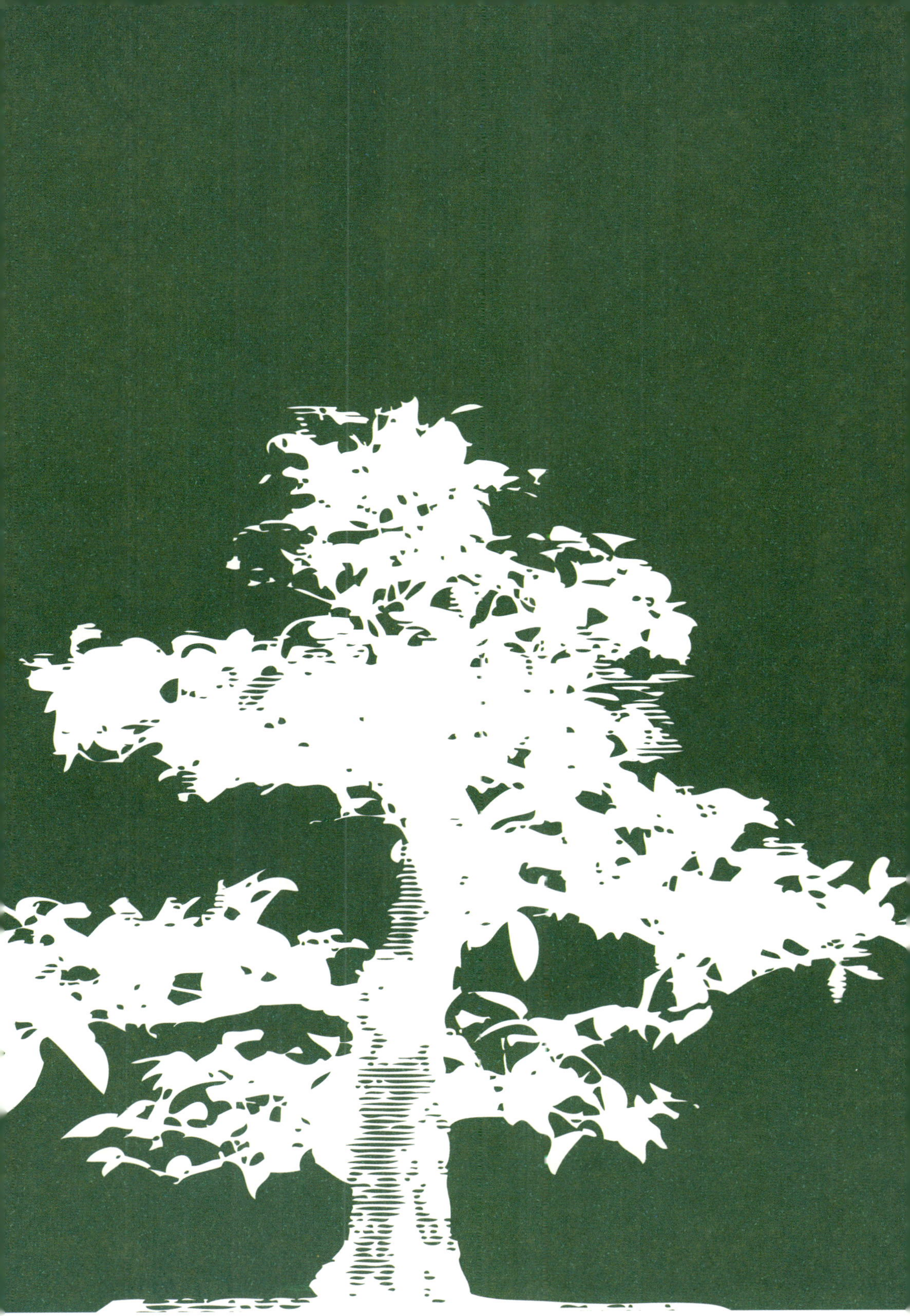

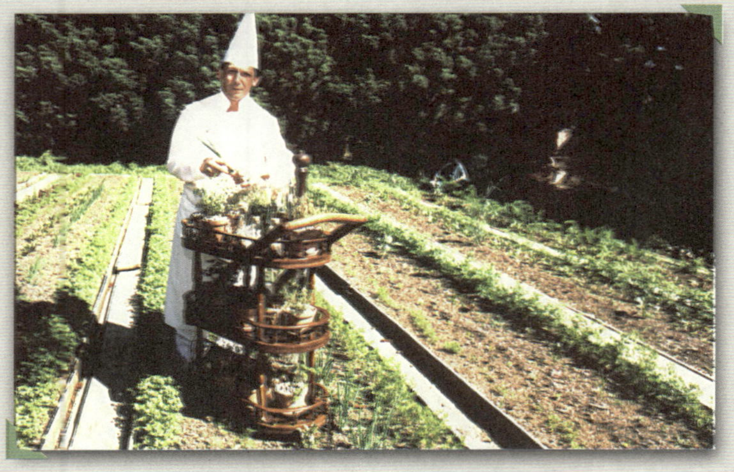

Horta orgânica do Kurotel, 1997

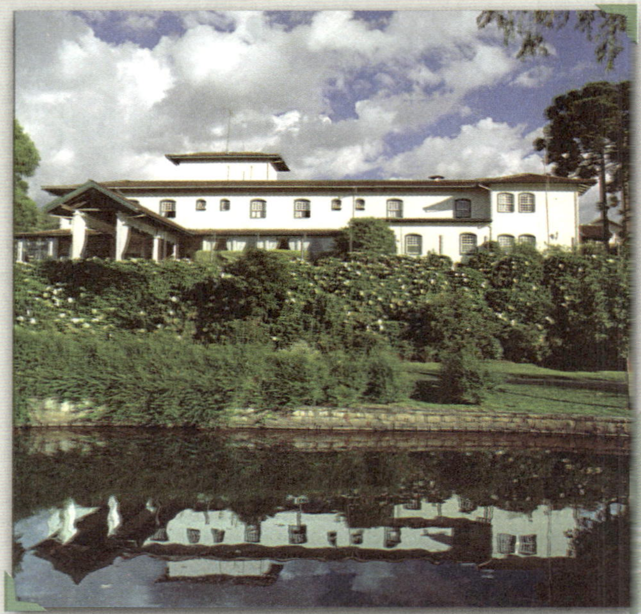

Fachada Kurotel, 1999.

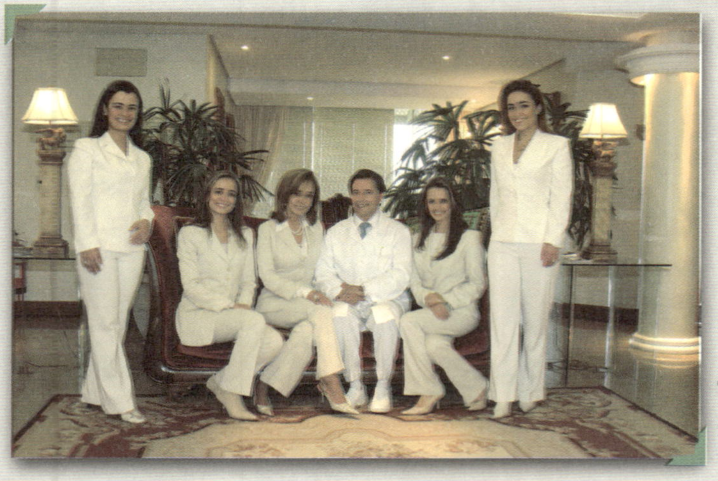

Todas as filhas passaram a trabalhar no centro médico, 2003.

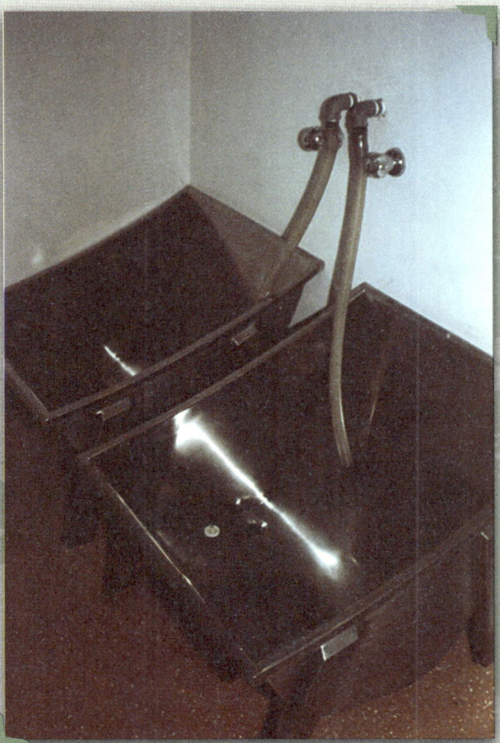

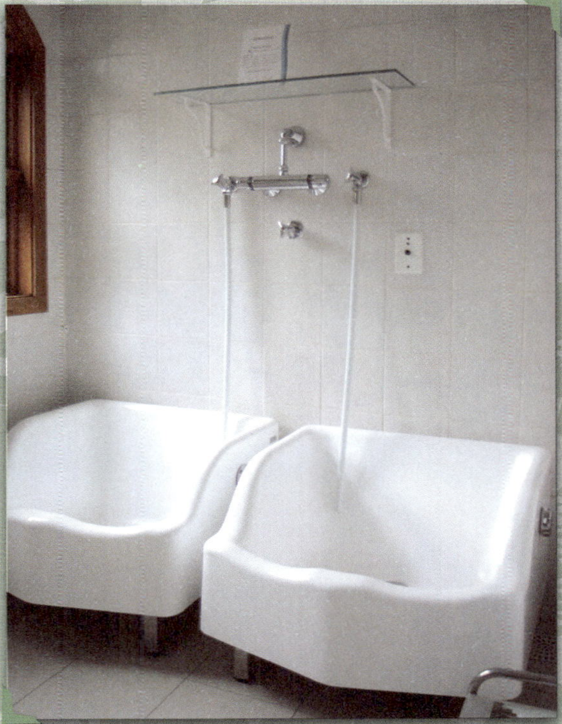

Semicúpio, banho de assento do Método Kneipp, 1982 à esquerda e 2015 à direita.

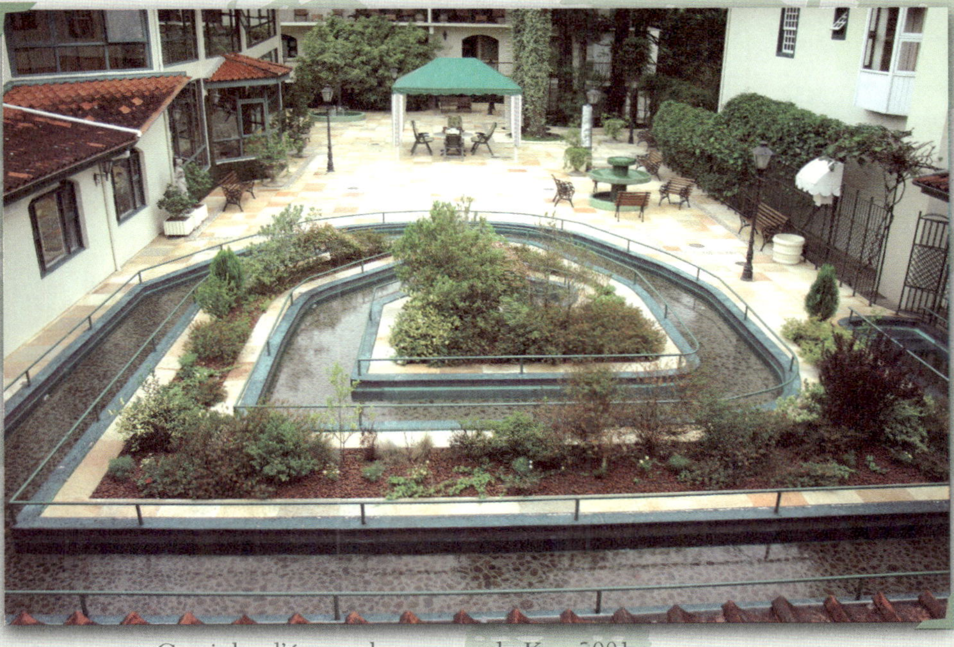

Caminho d'água, a logomarca do Kur, 2001.

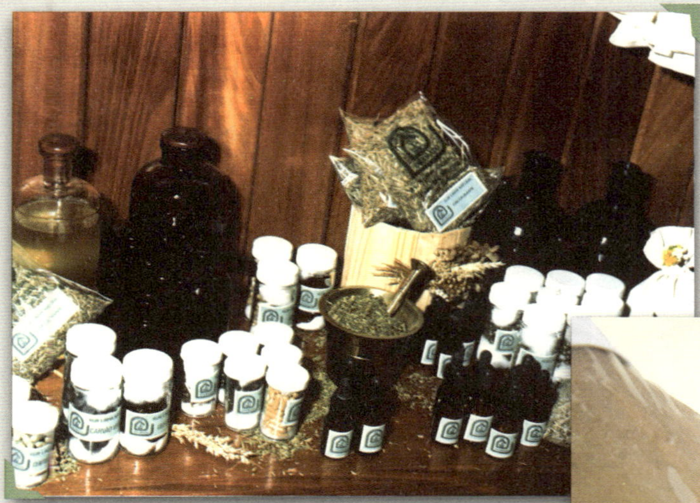

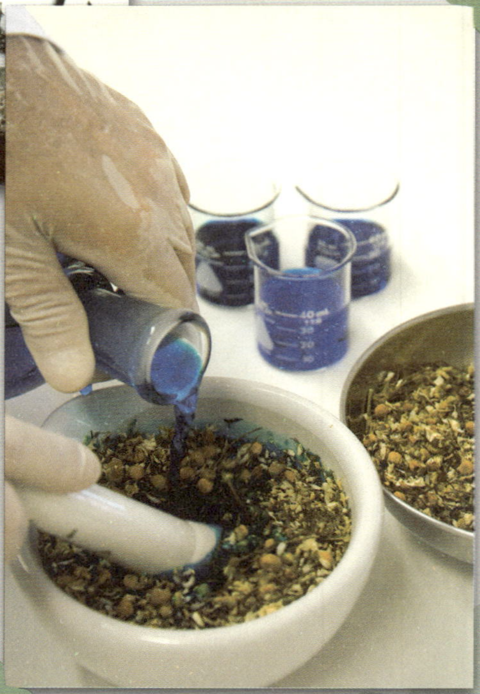

Kur Pharmacia, 1983 e 2015.

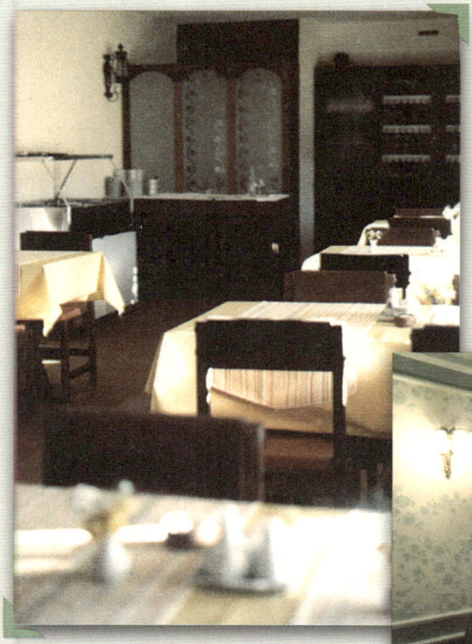

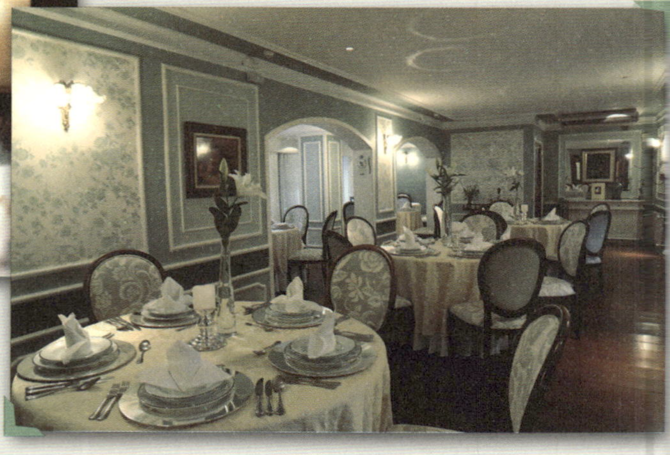

Restaurante, 1982 e 2015.

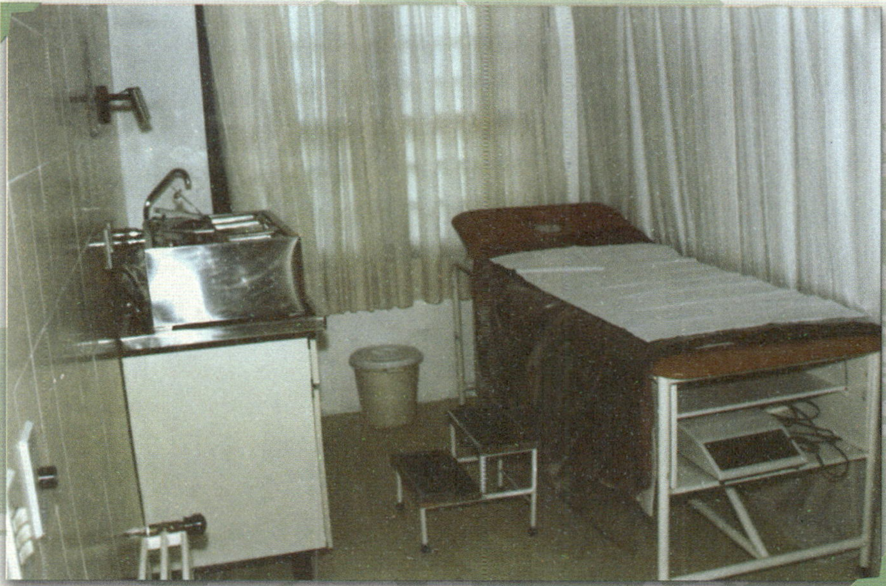

Antiga sala de exames e procedimentos, 1984.

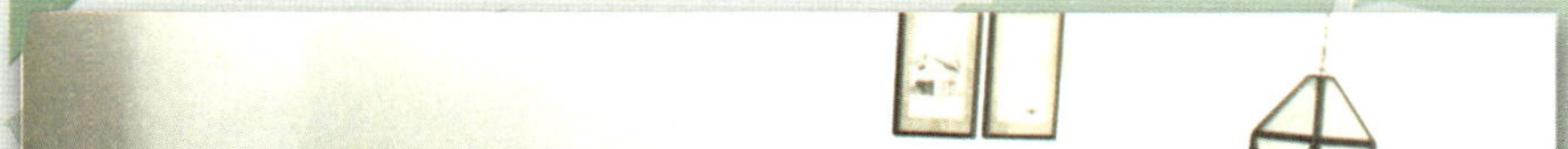

Quarto, 1982.

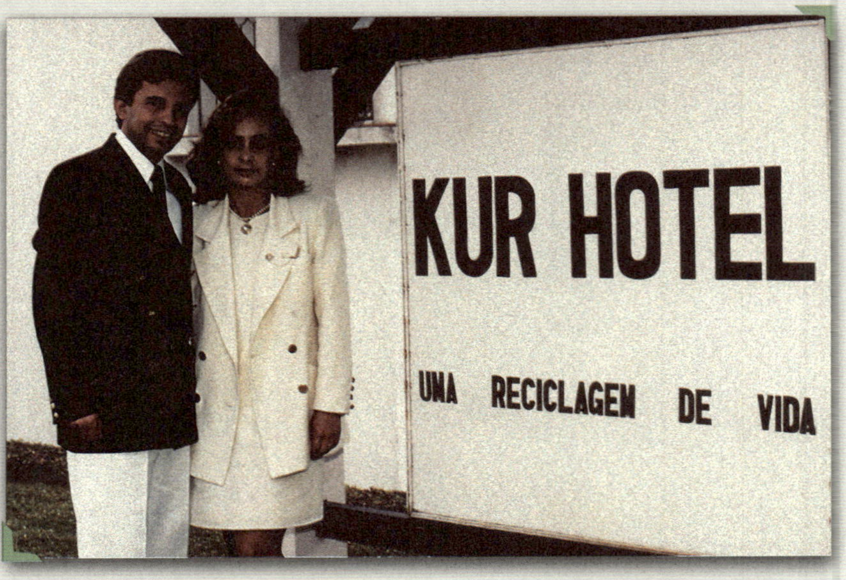

Casal Luís Carlos e Neusa Silveira, 1987.

Mário Quintana no Kurotel, 1984.

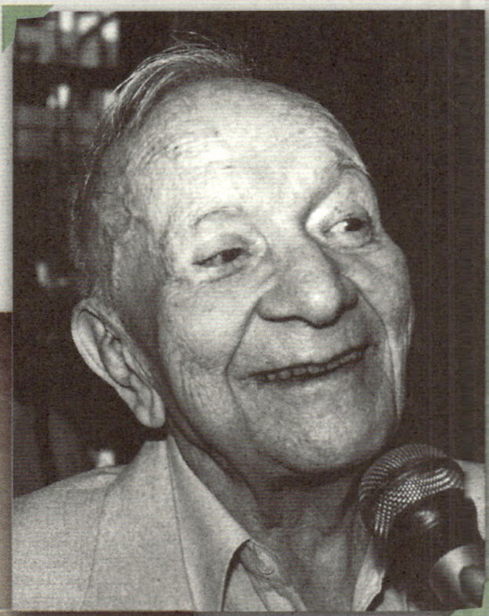

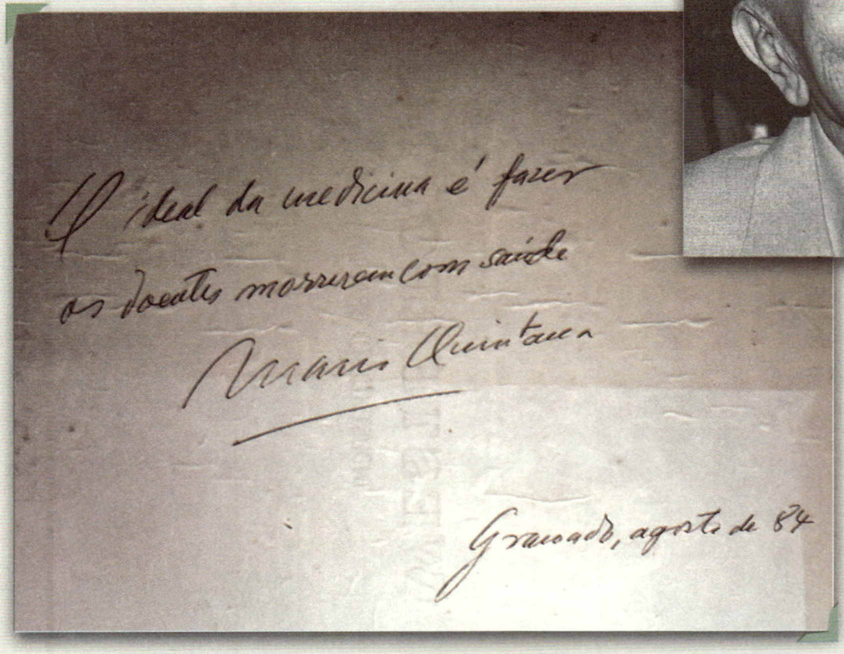
O ideal da medicina é fazer
os doentes morrerem com saúde
Mario Quintana

Gramado, agosto de 84

Frase de Mário Quintana presenteada ao doutor Luís Carlos

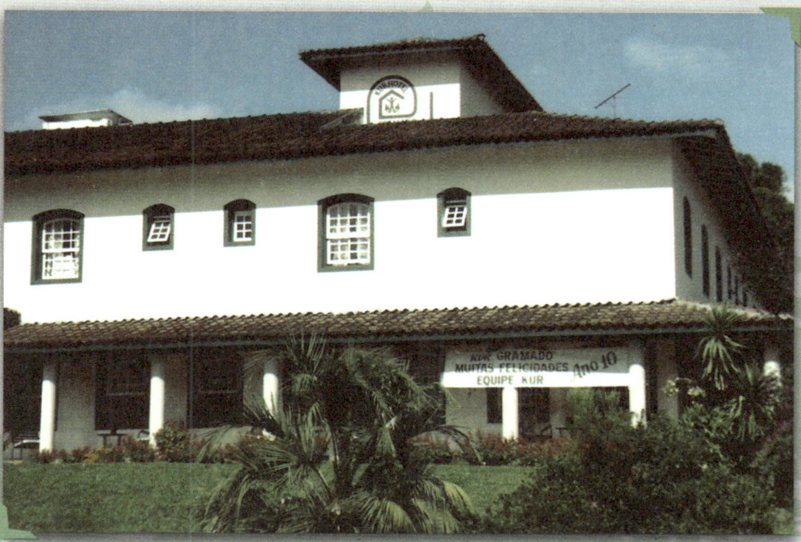

Dez anos de existência, 1992.

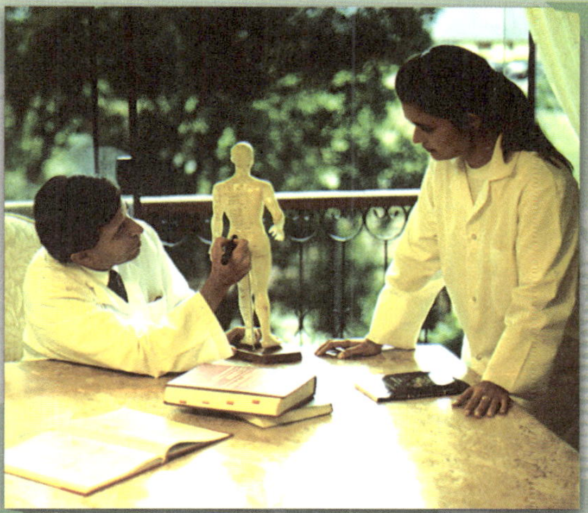

Estudos médicos, 2000.

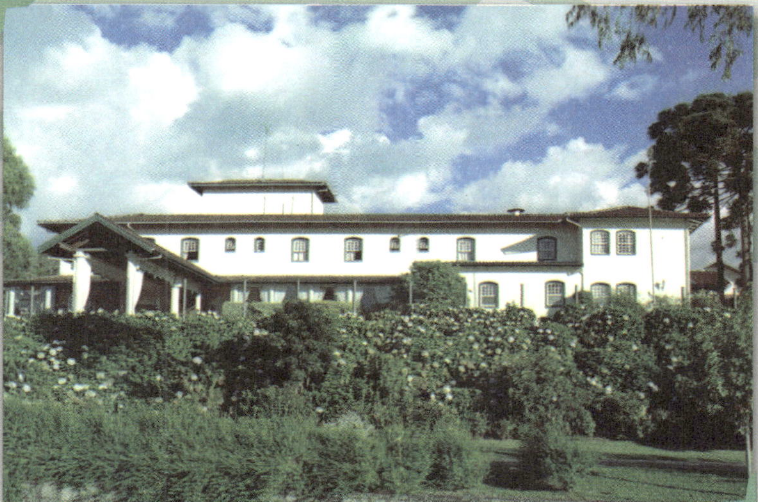

Kurotel, 2001.

Este livro foi impresso pela Assahí Gráfica
em papel Avena 80 g/m².